张其成国学养生

典藏套装

道家

养生大道

张其成 ◎ 著

广西科学技术出版社

前　言

道家养生最精彩

　　道家的养生思想、养生方法在中国的养生学中，是最为突出也是最为精彩的。中国养生流派主要有四家，那就是儒、道、佛、医，而道家无疑是第一位的。道家的主旨就是尊道崇德、贵生全身。道家以及后来的道教在养生、贵生、乐生、长生方面，不仅有独具一格的理论体系，而且有切实可行的操作方法；有秘诀，也有秘法。道家养生、道教养生博大精深，真是说不尽、道不完。

　　道家和道教虽有密切联系，但不是一回事。有幸的是我不仅和道家有缘，而且和道教也有缘。我姓张又姓李，我们李家的始祖老子是道家的创始人，我们张家的祖先张道陵是道教的创始人。你说我和道是不是太有缘了？你可能会问：你不是姓张吗？怎么又姓李了？我真的姓李，因为我爸姓李（李济仁），我妈姓张（张舜华）。我妈家的"张一帖"是祖传中医（被列入第三批国家级非物质文化遗产），到我妈这一代由于没有儿子，于是我爸就作为上门女婿"嫁给"了我妈，这样才可以和我妈一道成为"张一帖"的传承人。我爸倒也很争气，真的弘扬了"张一帖"，2009年被评选为新中国成立以来第一批全国30位国医大师之一。当年他们结婚的第一个条件就是生个儿子要姓张，于是我就姓张了。可以说我是名副其实的"张冠李戴"啊。

道家和道教最大的区别就是无神论与有神论的区别。道家是无神论，是一种伟大的哲学思想，老子是哲学家，老子和庄子是道家哲学的开创者。道家以道为最高哲学范畴、最高实体，道既是宇宙万物的本原，也是宇宙万物运动变化的大规律；既是宇宙生命赖以生存的依据，也是宇宙生命生生不息的大法则。道教则是有神论，是宗教，是一种多神教，有一个由天神、地祇和人鬼构成的复杂的神灵系统，奉老子为教主，有教义、教规、宗教组织和宗教场所（宫观），有专门的神职教徒（道士），也有一般教徒、信徒（居士）。

但无论是道家还是道教，有一点是共同的，那就是都尊崇生命、讲究养生，乞求长生不老。老子"以自修道而养寿"，老子讲"长生久视"，主张柔弱虚静、少私寡欲、见素抱朴，这就是养生大道。道教则进一步提出"我命在我不在天"，并探索出一套内外修炼的养生术，有服食、辟谷、导引、行气、存思、存神、坐忘、内丹、外丹、房中、吐纳、胎息等。从某种意义上说，道教修炼的目的就是延年益寿、长生不老。

在道家、道教看来，人身小天地，天地大人身。天地可以天长地久，人的生命也可以长生久视；天地有无限的能力，人也有无限的潜能。只要坚持修炼各种养生术，就会出现生命的奇迹——不仅能延长生命的长度，而且能增强生命的厚度；不仅能增加生命的数量，而且能提高生命的质量。

道家养生大道

道家的养生术五花八门，可是归结起来我认为无外乎养精、养气、养神三种。服食、辟谷、外丹偏于养精，行气、导引、吐纳、胎息偏于养气，存思、存神、静坐、坐忘偏于养神，而内丹则是精气神三者共养、共炼。行气、导引、吐纳、胎息，通过呼吸、调气与运动，可以强健筋骨、预防疾病、祛除顽疾；静坐、存思，通过静心、调神，可以祛除我们内心的烦躁，减轻压力，对于高血压、心脏病、失眠等有特殊的疗效；至于内丹术则是道教最有代表性的养生方法，通过打通任督二脉、大小周天，可以疏通全身经络、调畅气血、充实生命根本、延缓衰老……

本书所说的道家养生实际上包括了道教养生，用了广义的道家概念。由于道家养生范围太广，不是一本书所能说得完、说得清的，所以本书着重介绍道家、道教的服食法与辟谷术。在饮食养生方面，道家吃与不吃都有秘诀。希望本书可以向大家展示博大精深的道家养生智慧，让所有人都从5000年中华文明中汲取健康的营养。

目　录

第四章　道家善养颜——纯自然乌发美肌方

第五章　一粥一饭间的道膳养生法

第六章　辟谷排毒，激发生命潜力

道家养生大道

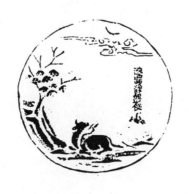

第一章

吃与不吃都是道家的养生智慧

一、吃对人有多重要

人是一种生物，具备生物体的一切特征。同时，人又是一种特殊的生物，有思想、有文化，可以自我发展，具备所有其他生物所不具备的特征。

身为万物之灵，人类的进食也变得不再那么简单。人类有能力思考、传承，不再只为了生存而生存。饮食，成为人类文化的重要篇章。

那么，所有生物体都必需的进食，在人类这里，又有了什么样的发展呢？

饮食的发展，贯穿了人类发展的全过程。人们吃饭的目的随着社会和经济状况的变化而不断变化。在为生存而努力的时代，食物是生命的必需，但是随着经济的发展，食物供应大大丰富，面对食物人们可以有各种选择，吃饭就不再单纯，进而衍生出许多其他目的。

◎要活着就要吃东西

"我们吃饭是为了活着，可活着不是为了吃饭。""吃"是"活"的前提，没有能量，就不会有生命活动，心脏不能跳动、肺不能呼吸、头脑不能思考、体温不再正常，甚至食物的消化，也要靠食物本身来提供能量。口齿咀嚼、肠胃蠕动、吸收排泄都要以进食为前提。总之，有生命就会有新陈代谢，这些维持生命活动的能量都来自我们每天吃的食物。没有食物供应，就没有生命的延续。

食物还能保证人类个体的正常生长发育。一个孩子刚出生时体重也就3千克左右，身高50厘米左右，经过多年生长，他们一般会有50~100千克的体重，1.5~2米的身高，多出来的这些骨肉从哪里来呢？就是来源于每天供给的食物。没有了食物，人体就不会长大。襁褓里粉嫩的婴孩，竟能长为高大奇伟的男子、亭亭玉立的姑娘，这个过程有体型的变化、第二性征的出现，这些变化都来源于食物，来源于食物本身，也来源于食物提供的各种成分合成的激素。

如果生存条件恶劣，那么人会压缩所有其他活动，只求保证最基本的饮食需求，也就是说生存成为首要目标。此时，吃饭的唯一目的就是填饱肚子，不被饿死。正如白毛女在深山、幸存船员在孤岛……他们没有条件去考虑其他，唯有果腹。

所以说，进食的第一个目标就是存活。

◎好营养可以成就一个健康的民族

当填饱肚子已经不是问题的时候，我们开始注重营养。换句话说，我们不但要活着，还要长得高、长得壮，能做更多的事情，肩能担担、手能提篮。人活一世，当然也要追求各种生命活动的质量。男人需要力量，女人需要美丽，老人需要身轻体健，儿童需要均衡发育，所有这一切，都是食物在起作用。

人类很早就认识到食物的重要性，并开始了广泛的探索和实践。神农尝百草，确认食物对人体的作用；《黄帝内经》更明确了食物补精益气，"五谷为养，五果为助，五畜为益，五菜为充，气味合而服之"，符合自然法则的科学比例，可以让食物为人类提供最大的帮助。

到了近现代，营养学更是不断发展。现在我们已经处在一个发现的时代，所追求的饮食目标已经不再是简单获取足够的蛋白质、脂肪、碳水化合物和膳食纤维了。

营养学家们发现了新的营养成分，也认识到大部分天然食物都含有几百种活性成分。这些营养大多为每个人所必需，也有一些不是所有人都适合的。当然，千差万别的人体生理状态意味着没有一种"理想的"食物，但是谁能说，千差万别的食品搭配不出理想的营养呢？找到最适合自己的营养既是一门科学，也是一门艺术。在这个过程中，我们从未停下过探索的脚步。

事实上，营养的作用随处可见。

在中国，城市人口的身高要明显高于农村人口，而过去国民身材比较矮小的日本，近几十年其国民身高持续快速增长，这就是营养的作用体现。随着生活水平的提高，在同样能填饱肚子的情况下，营养水平的差异将在某种程度上决定人类身体素质的差异。

◎满足温饱后，人们更关心享受

如果说食物应对的是"饿"的人，那么好吃的食物应对的则是"馋"的人。此时食物的作用已经由果腹发展为解馋。有人喜欢甜腻，有人喜欢香辣；有人喜欢春天早晨浓浓的奶香，有人喜欢夏天傍晚清冽的酒味。食物之于口舌，犹如美女之于英雄，拼杀之于猛将，给我们带来无尽的享受。

当食物的品种极大丰富，新的制作工艺、新的材质被不断开发，再附以不同地域、不同民族特色的时候，食物就不仅仅是口腹的享受。当文化与食物建立链接，一种别样的享受开始滋润心田。

但美味带给我们的未必是等值的健康。像各种调味的添加剂、赋予食物美色的色素，都在诱惑我们的同时威胁着我们的健康。所以迷恋味觉、视觉、嗅觉的代价之一就是缩短生命。从这个观点来看，道家崇尚清淡的饮食理念更贴近健康。

◎活着不是问题，健康才是问题

中国历来有药食同源的说法。常人食之为食物，患者食之为药物，祖国医学几千年的发展，形成了广泛的药食文化。

"神农尝百草之滋味，水泉之甘苦，令民知所辟就。当此之时，一日而遇七十毒。"神农时代药与食不分，那时关注的，是食物对人体有没有毒副作用，神农尝各种草、喝各种水，是为了发现哪种有毒、哪种没毒，好让大家知道什么能吃、什么不能吃。

随着经验的积累，人类进一步发现了各种食物的性味和功效，认识到许多食物可以药用。而现在，医学的迅猛发展也使更多物质进入了药品的行列，一些对人体生理状态可以产生明显影响的动植物，慢慢地作为独立药物而为人所知。

在中医药的传统中，药与食的关系是既有同处，亦有异处。许多食物也是药物，这类食物既能充饥又能防治疾病，在这种情况下，药和食两者之间很难严格区分。这就是药食同源理论的基础，也是食物疗法的基础。

《黄帝内经·素问》对食疗有非常卓越的论述，如"大毒治病，十去其六；常毒治病，十去其七；小毒治病，十去其八；无毒治病，十去其九；谷肉果菜，食养尽之，无使过之，伤其正也（有大毒的药，病去十分之六，不可再服；一般的毒药，病去十分之七，不可再服；小毒的药物，病去十分之八，不可再服；即使没有毒的药物，病好了十分之九，也不用再服，之后就可以用谷类、肉类、果类、蔬菜等调养，不能用药过度，伤了正气）"，这可称为最早的食疗原则。

虽然许多动植物是作为药物而存在，但在中药学的广义理论中，所有动植物、矿物质等都可以划归于中药的范畴，这似乎有些不可思议。因为任何动植物都有自己独特的性味，对人体的影响各不相同，之所以有些食物常被当作食品而非药物，只不过是用量上的差异而已。也就是说，一般的食物，如果吃得多了，也可以达到某种药物的作用；而一般说的药物，只是因为用比较小的量就可以达到治疗作用而已。

人体作为一个和谐统一的有机体，任何外在因素都会影响它的状态。进食药性大的食物以后，人体就会产生许多变化。如果这些变化中有些不是人体所需要的，不是我们治疗的目标，就会产生负面影响，对人体造成伤害，这就是药物的毒副作用。

食用价值高而毒副作用小的药物，通常可以作为食物而存在；药性较大而生产量小、味道差的食物，通常会作为药物存在。因此，在中医药中，药物和食物不分是相对而言的——药物也是食物，而食物也是药物。既然药物可以作为食物存在，那么食物当然也可以作为药物存在，这就是为什么传统医学这么重视食疗的原因。

用食物强体健身具有药物无法企及的优点，所以无论是想长生成仙的道家还是普通老百姓，都不约而同地对饮食保健格外关注。饮食是人类生活的日常行为，贯穿于每日的生活之中。多少人可以忘记吃药，却几乎没有人忘记吃饭。反正饭是每天都要吃的，那么将食物的药用价值发挥出来，就可以在日常生活中保健身体、治疗疾病。将治疗保健融于日常习惯行为之中，既降低了生活成本，还容易坚持，故而受到医家及广大群众的重视。

防病治病的药物剂型，多为丸、散、膏、丹、汤剂等，它们不同程度地存在着制备过程复杂、服食口感差等不易为人接受的缺点，而将药物与食物配制成药膳、药粥、药茶、药酒等形式供人们食用，既免受药味之苦，又收治病之效，一举两得，使治病防病成为一种日常的享受。

药物治疗虽然有疗效快的特点，但如前所述，药物都会有自己的毒副作用，要达到长期保健的效果不大现实。而食物却可以天天吃，这是药物无法比拟的。

在科学技术突飞猛进的今天，药食同源的传统理念又得到了新的佐证。一方面食物的种类在增加，以前我们认为不是食物的，现在也成为食品，例如新资源食品；二是食物中某些营养成分得到了进一步研究，出现了意义明确的保健食品。现在，国家对于新资源食品和保健食品都有严格的检验和审批程序。通俗地讲，新资源食品就是我们以前认为是药品的，或不能食用的，在研究以后发现它们没有明显的毒副作用，可以当作食品食用；而保健食品可以正常食用，没有药品那么显著的治疗效果，也不存在药品的毒副作用，可以作为日常的保健治疗手段。

所以，药物与食物在远古时代是同源的，后经几千年的发展，药食分化，却又牵藤挂蔓。若展望未来，也可能返璞归真，以药为食，以食代药。

以上从生理需要到提高生活水平，谈到了进食的几个作用。传统文化的积淀和现代科学的发展，使吃饭成为一个要用头脑来完成的任务。而正是许多前人的智慧促成了中医食疗理论的发展。这方面，倡导"天人合一""清静无为"的道教起了巨大作用。

在中国儒、佛、道三大传统文化中，儒家关注现实，致力解决社会问题；佛家注重来世，对现实采取消极超脱的态度；只有道教，关注身体健康、注重生命质量，以享受生活为乐趣，以延年益寿为己任。

葛洪在道教的经典著作《抱朴子》中提出"我命在我不在天"，表达了人类通过自我努力，与死亡斗争、战胜天命的意志，这是一种以人生为本，肯定人生价值的积极态度。

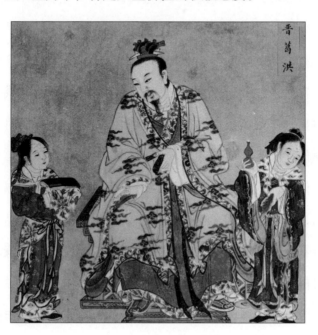

葛洪像

既然是"我命在我不在天"，那么在道教的思想里，无时无刻不关注自己的健康。同样的，作为生活中最普遍的饮食行为，自然受到道家的关注。而道家悠久的历史、自成体系的文化传承、几千年来无数不懈的探索，为道家饮食行为注入了博大精深的精彩内容，形成了具有广泛影响的独特饮食观念。

道教认为，人与自然界息息相关，外界环境中的地理、气候变化，势必影响人体内阴阳的变化。要保持人体内阴阳的协调，必须做到与自然界的变化相适应。自然界中有一年四季的变化，人的生理活动也随之发生一定的变化，选择食物也应该依据季节的变化、体质的差异、疾病的属性来制订饮食的原则。

我们可以看出，在道家思想里，"天人合一"的原则无处不在，成为指导人类生活的总纲。而在具体实施中，又体现着中国传统医学的药食同源的思想。

事实上，在道家人士中，很多都兼通医药学。葛洪、陶弘景、孙思邈等既是医家，又是道家代表人物。他们或以食入药，或以药为食，或以食疗病，或以药摄生，各开生面，广立法门；他们的思想或叙于病治之末，或论于专著之内，内容丰富多彩。这些道医学家认为，把膳食养生引入治病养生的领域，将食疗放在医治疾病的重要位置，才是上乘之法。

如孙思邈在《备急千金要方》专立食治篇，提出"安身之本，必资以食……不知食宜者，不足以生存也"，主张"凡欲治病，先以食疗，既食疗不愈，后乃用药尔"。他还在《千金翼方》中认真强调："君父有疾，期先命食以疗之，食疗不愈，然后用药。故孝子须深知食药二性。"书中分别论述了154种食物药的性能、食用价值、医疗功效，还大胆地利用各种动物的脏器组织作为治疗疾病的药材。对那些久病体虚之人，用以脏补脏的方法，可以补充一定的营养物质，增强人体抗邪能力。今天民间流传的"吃什么补什么"虽有偏颇，但足见古代医学的广泛影响。

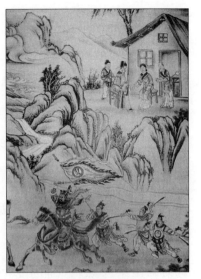

孙思邈诊脉图

"安身之本，必资于食。救疾之速，必凭于药。不知食宜者，不足以存生也。不明药忌者，不能以除病也。"由于孙思邈的大力提倡和身体力行，在唐代食疗养生极为盛行，并出现了我国第一部食疗专著《食疗本草》，使食物疗法成为一种专门的学问。

同时，道教在炼制丹药的过程中，运用了许多草木药方，丰富了中国饮食文化的内涵；此外，在对食材的运用与配合、烹调技巧及对火候的掌控上，道教的不断尝试精神，更推动了中国饮食文化的高度发展。

可以说，道家的饮食观是吃出健康、吃出长寿的典范，是人们探索饮食文化、提高生活质量的积极实践，顺应了人们对生活品质的追求。

道家的饮食观就是一种食疗观。

二、道家饮食养生大原则

修炼与服食，虽都属于道教专业技能，但由于道教在中国文化中的强大影响，也广为人知。当然，也只是知道而已。真的去做道家修炼，或者真的会做道家修炼的人很少。然而，道家对中国人日常膳食的影响是毋庸置疑的。

道教注重养生，认为人的寿命长短由自己决定，通过饮食养生可以达到延年益寿的功效，其饮食理论深受道家学说的影响。道家认为人是禀天地之气而生，所以应"先除欲以养精，后禁食以存命"，在日常饮食中十分注重阴阳调和、荤素搭配、饮食有节等。道教中有的流派禁食鱼羊荤腥及辛辣刺激的食物，以素食为主，并尽量少食粮食，以免使人的先天元气变得混浊污秽。水果则应当多吃，所谓"日啖百果能成仙"。

现在我来归纳一下道教的饮食理论，当然，这个理论还在不断发展之中。所谓的理论，通常会经过实践的检验，至少都能自圆其说。现将从古至今流传多年，通行的道教饮食理论归纳为以下几个方面。

◎饮食有节——对质量与数量的把握

重视不能只停留在嘴上，要有具体的指导措施，最重要的一点就是饮食有节，这个说法在陶弘景的《养性延命录》中就提到过。这个"节"字，说的是对质量与数量的把握。

道教认为，饮以养阳，食以养阴。《涵俗颐生录》说："食不欲苦饱，苦饱即伤心，伤心气短烦闷。""食不欲粗及速，速即损气，粗即损脾，脾损即为食劳。男子五劳，此为一劳之数也。""不欲夜食，日没之后，脾不当磨，为音响断绝故也。"

这里讲的是技术，是节制，是与身体的融合，也是与道家其他功法的配合；不能吃得太饱，不能吃得太粗糙，也不能吃得太急——好的饮食习惯是质量与数量的统一。

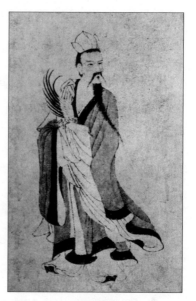

陶弘景像

◎天时地利人和——顺着自然的节律选择食物

丘处机在《摄生消息论》中说，"当春之时，食味宜减酸益甘以养脾气"，"当夏饮食之味，宜减苦增辛以养肺"，"当秋之时，饮食之味，宜减辛增酸以养肝气"，冬季时"饮食之味，宜减酸增苦以养心气"。就是说道家的饮食强调按照季节的变换而转换食物的五味：春天的时候多吃甘甜的食物，少吃酸的；夏天的时候吃些辛辣的，少吃苦的；秋天少吃辛辣的食物，多吃酸的食物；冬天就吃些苦味的，少吃酸的。

中医也讲一年四季每个季节各脏腑的强盛和虚弱都有不同，在特定的时候，专对某一脏器进行有针对性的调理可以收到很好的养生效果。

不同的体质对食物调理也有不同的要求，如体胖者远肥腻、多清淡，体瘦者远香燥、多滋阴生津。阳盛实热之人，宜清热泻火的饮食；阳虚有寒之人，宜温热性的食物。

生活的地区不同，饮食调理的方法也有所区别。如山区人应适当多吃含碘的海产品，在气候干燥的西北平原生活则应多吃柔润的食物，在气候潮湿的东南山区生活则应多吃辛辣食物。只有因时、因地、因人施膳，才能祛病延年。

由于养生和食疗结合，道家对中国传统医学的发展贡献良多。道家饮食养生的季节观、体制观、环境观均围绕着"天人合一"的原则，体现了人与外在条件互动变化的辩证思想，即便对于今天的科学探索，同样具有巨大的科学价值。

◎轻荤重素——永不落后的观念

荤素搭配是比较好理解的。现在胖子遍地都是，脂肪肝已经是常见病，各种"富贵病"更层出不穷，大家都在减少脂肪的摄入；更有爱美女子，无论荤素一概拒绝，动不动只以水果度日，只为镜中的魔鬼腰身。然而古代的生活条件远不及现在，吃肉和吃素差着一个生活档次。大家所熟悉的《曹刿论战》里说："肉食者谋之，又何间焉？"意思就是有吃肉的谋划呢，你何苦参与？翻译成现代人的说法则是"有经济实力强的管事呢，你瞎掺和什么。"可见当时如果有人说"少吃肉，多吃素"，那一定是上层阶级的言论，跟原本就吃不起肉的老百姓没多大关系。

在此情境下，道家提出荤素搭配，实质是多食素的观念，无疑是破天荒的，是克制口腹之欲以求养生的理想，就好比今天的人不买轿车买自行车，是为了青山绿水的环保理念一样。

《遵生八笺》说："蔬食菜羹，欢然一饱，可以延年……一粥

道家养生大道

一菜，惜所从来，可以延年。"《笔麈》说："每三日一斋素，可以养生，可以养心。"孙思邈讲："厨膳勿使脯肉丰盈，常令俭约为佳。"就连陆放翁也曾作诗说："世人个个学长年，不悟长年在目前。我得宛丘平易法，只将食粥致神仙。"可见，道家除了讲究素斋，也重视粥的食用。

科学证明，素食可以促进新陈代谢。蔬菜中含有很多人体所需的营养，还有抗衰老及抗癌作用。素食者血液偏弱碱性，肌肉和身体不易疲劳，且血液黏度低，血流顺畅，头脑就清醒。食肉者身体偏酸性、爱睡觉、心神不宁，血管壁胆固醇多，易患高血压病和心脏病。

◎五禁三厌——不贪美味，不悖伦理

五禁也就是禁五荤，这个道家、佛家都讲究。在《西游记》中猪八戒就曾说他戒了五荤三厌等着取经人。五荤在道家来讲指的是韭、薤、蒜、芸薹、胡荽，这些东西都是辛臭之物。在道家看来，辛臭的东西一方面会伤及身体，另一方面会增加邪念，令人发淫易怒，所以忌食。

其实除了禁食辛臭的味道，道家更主张五味淡泊，也就是不注重口味。食物不是为了满足口腹之欲，而是让人身轻体健、长生不老的媒介。有人会问："我少食荤腥、大量素食，已经淡泊过了，难道还不符合这个标准吗？"知道了五禁我们就知道了道家的饮食淡泊不单指食素，还要注意口味的选择。

中药学中讲，药材都有四性五味，同样的，食物也有四性五味。只不过这里的五味是指酸、苦、甘、辛、咸。不同性味的中药

材具有各自不同的治疗作用，不同性味的食物也会对身体有不同的影响。

道家认为，不要贪恋于饭菜的口感，性味淡泊才是养生之道。

《寿世保元》讲，阴生于五味，阴的五官伤在五味。《遵生八笺》讲："谨和五味，骨正筋柔，气血以流，腠理以密……酸多伤脾，肉胝皱而唇揭；咸多伤心，血凝而色变；甘多伤肾，骨病而齿败；苦多伤肺，皮槁而毛落；辛多伤肝，筋急而爪枯。"这里讲的是各种味道对人体的不同伤害。淡泊的食品对人体有益，这在现代医学中已经得到证实。

道教"全真"和"正一"两大教派在饮食戒律上有所差异：全真道士食素，正一则在非斋日可饮酒茹荤。历史上张天师世家还有"三不吃"的规矩，"三不吃"指的就是三厌。孙思邈在《孙真人卫生歌》中说："雁有序兮犬有义，黑鲤朝北知臣礼，人无礼义反食之，天地神明终不喜。"雁、狗、黑鲤等在道家看来是暗含了人类社会伦理观念的东西。朱国祯在《涌幢小品·字义字起》中解释说："俗语有五荤三厌之说，厌字殊不解。后读《孙真人歌》，谓天厌雁，地厌狗，水厌乌鱼。雁有夫妇之伦，狗有扈主之谊，乌鱼有君臣忠敬之心，故不忍食。"所以道教教徒素食既体现了道教和慈善爱的精神，又暗合养生之道。

◎适量饮酒——提倡节制饮酒

与佛家对戒酒的严格恪守相比，道家对酒则呈现一种接纳态度，而且道家的历史与酒的渊源极深。

《汉书·食货志》中说："酒，百药之长。"这可以理解为在

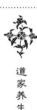

道家养生大道

众多的药中，酒是效果最好的药，酒还可以提高其他药物的效果。酒与药有密不可分的关系，在远古时代，酒就是一种药，繁体的"醫"下面是一个"酉"，也就是酒的意思，文字本身代表的就是一种酿造酒。古人酿酒的目的之一是作药用的，可见古时候酒在医疗中的重要作用。

道家借重于酒，是更看重酒的养生保健功效。《博物志》曾记载："昔有三人冒雾晨行，一人饮酒，一人饱食，一人空腹。空腹者死，饱食者病，饮酒者健。此酒势辟恶，胜于他物之故也。"从中可以看出酒对于健康的作用。因此，道家发明了许多种用于养生保健方面的酒，例如最能调节人体平衡、男女皆宜的鼎酒。

鼎酒的酿造技术来源于古代道家炼气士。他们在深山修行，为了抵御风寒，增强内功，帮助炼丹，特别发明了这种又名"自然鼎"的鼎酒。此外，道家发明的酒还有三仙酒、百花如意酒、长生酒等。这些道家酒没有一种是药酒，无任何药味，但却有着很多药酒无法比拟的养生保健功效。

除养生保健之外，道家喜欢饮酒还有另一层意义。道家认为，天地万物生成的本体是"道"，这神秘的本体存在于一切事物之中，却又无法用感官去感觉或证明它的存在，只能靠内心去把握。饮酒之后，意识中便会萌发朦胧的快感，与虚无却无处不在的"道"更加接近，没有规范的束缚与现实的羁绊，体近自然，万物合一。天地宇宙，浑然一体，只有一个飘飘欲仙的自我存在。酒后身心的感受，可以回归本能的冲动。人感到飘摇太虚、归虚返真，可以提高领悟、促进修行，因此饮酒为道家所欢迎。

但是，道家对饮酒也是提倡节制的，并不鼓励一味地饮酒。《寿世保元》中说："夫酒者……顺世和人，能行气和血，陶冶情操……饮者不过，量力而已，过则耗伤气血。"《真西山先生卫生歌》说："饮酒莫教饮大醉，大醉伤神损心志。"所以说，道家的饮酒观基本上是健康的，也是值得今人借鉴的。道家的很多酒方更是值得我们大力挖掘和实践的。

◎平衡中和——饮食讲究阴阳和中庸

平衡，是指阴阳平衡；中和，是指饮食的中庸合正，避免极端。

鼎酒的制造理论，诠释了道家的阴阳平衡理念。竹为植物中禀性最阴寒之物，而酒则为百谷的精华所凝，为阳气最盛之物，例如严冬而酒不结冰。每年春暖新竹爆笋之时，将新酒灌入老竹中令其共同生长，这至阴与至阳之物在一起互相融合，再按一定的时间及地域采收日月之精华、山川之灵气，其所成之酒就是鼎酒，被修道炼气者称为"不老琼浆"。此酒最能调节人体的阴阳平衡，长饮此酒特别益于行气活血、开通百脉，可消毒化痰祛瘀，有强身健体、延年益寿的功效。

而饮食上中庸观的具体表现就是饮食要恰如其分。吃多了不行，吃少了不行；偏酸、偏辣、偏甜、偏苦、偏咸都不行。就像庄子说的，人可怕的，就在于衣食饮卧间不知恰如其分！

就比如酸、苦、甘、辛、咸这五味，一旦吃到了身体里，它们的走向和所发挥的作用都有很大的不同。酸走筋，酸味的东西有收敛身体里的津液，不让水分外泄的作用，所以一旦吃多了，就会小

道家养生大道

便不利，不容易排出，因为都被酸收敛住了；再比如苦味，大家都知道苦能清热泻火，但也不能多吃，苦走骨，吃多了人会呕吐。

三、不吃也是一种养生法

◎辟谷是道家特有的一种修炼方法

社会发展至今，大多数人衣食无忧、安居乐业。此时养生长寿自会为人所关注，各种健身方法如倒走、爬行、大喊、饿透等运动层出不穷。其中饿透法与古之"辟谷"法颇为相似。饿透，就是指一两日不进食，仅以开水充饥，或补充营养液，目的是使胃肠滞留的有毒物质排尽。

在传统修行方式中，辟谷为人所熟知。辟谷，又称断谷、绝谷、休谷、却谷，是道家特有的一种修炼方法，即不食五谷和肉类，但并不是不吃任何东西，也不是绝食或不饮不食。

辟谷不同于一般的节食，通常要停止进食七天以上，并辅以其他的修炼方法。

辟谷术起于先秦，大约与行气术同时。《大戴礼记·易本命》是一部记述秦汉前礼仪的著作，里边有这样的话："食肉者勇敢而悍，食谷者智慧而巧，食气者神明而寿，不食者不死而神。"吃不同的东西，能成不同的气候，最深厚的就是不吃，能成神了。现在已经无从得知这个论断是因为有事实的总结，还是作者的想象，但这也算辟谷术早期的宣言了。

《淮南子》的《地形篇》也有类似的记载，《人间篇》里还载有实例，如记述春秋时鲁国人单豹避世居深山，喝溪水，"不衣丝麻，不食五谷，行年七十，犹有童子之颜色"，是为史籍所载最早的辟谷实践者。

《却谷食气篇》是气功服气辟谷名篇，专门研究介绍服气辟谷，大约成书于战国时代。该书是长沙马王堆三号西汉古墓出土的帛书，书名是出土后命名的。书中说："去谷者食石韦。朔日食质，日加一节，旬五而止……至晦而复质，与月进退……为首重、足轻、体胗，则响吹之，视利止……"意思是初行辟谷时往往产生头重脚轻四肢乏力的饥饿现象，须用"响吹"食气法加以克服。这里将辟谷与行气连在一起，和《庄子·刻意》将行气与导引连在一起一样，表明三种功法在先秦时最初存在的状态，可以认为，它们最初出现的时间大体是相同的。

道教创立后，承袭此术。修习辟谷者，人才辈出。辟谷术被发扬光大，广为人知。《后汉书·方术传》载："孟节能含枣核，不食，可至五年十年。"曹植《辩道论》载郗俭善辟谷事，谓曾"躬与之寝处"以试之，"绝谷百日……行步起居自若也"。曹操招揽的方士群中，甘始、左慈、封君达、鲁女生等皆行辟谷术。

史籍、道书所载，不胜枚举。可知从汉以降，辟谷术在道教内一直十分流行。

史书中的记载，许多已经无法证实。辟谷之人如此之多，辟谷时间从几月、几年到几十年，其中或恐有夸大、不实之处，但应当不全是瞎编。

道士在传习辟谷术过程中写有辟谷术专著，论述与阐发辟谷的各种方法。《抱朴子内篇·遐览》著录《休粮经》三卷，《通志·艺文略》著录《太清断谷法》《无上道绝粒诀》《休粮诸方》《太清经断谷诸要法》《断谷诸要法》《停厨圆方》各一卷，《正统道藏》收载尤多。

◎辟谷——天人合一的通路

诸书所载，归纳起来，辟谷的方法可分为服气辟谷与服药辟谷两大类。

服气辟谷，即以服气与辟谷相配合，并以服气为基础，通过服气达到辟谷的目的。所谓服气也就是一种以气息吐纳为主，辅以导引、按摩的养生修炼方法；服药辟谷，即用服食药物以代替谷食。在后面的辟谷章节里我们会更加详细地介绍这两种辟谷方法。

现代道家，继承先贤遗法的同时，也将很多辟谷的理论与实践进行发展。

辟谷术如此经久不衰，又说对人体裨益良多，那么是否能经过现代科学的证实呢？研究发现适度的饥饿能使自主神经、内分泌和免疫系统受到刺激，然后通过肌体生理内环境稳定功能的重新调整，提高人体承受生理负担的能力，使各种身心疾病得到改善。另外，海外的一些心理学家通过研究发现，适度的断食对血压、体重以及心理所引起的一些病症都有一定的疗效。

辟谷时胃酸的分泌量会减少，大脑始终处在一种特别的功能状态，体能和潜力会得到充分的调节和发挥，身体方面的负荷得到减轻、脑细胞的功能得到充分调动，此时人与自然宇宙沟通活跃，更容易达到道家追求的"天人合一"的境界。

　　人在这个状态下，即使好几天不进食也不会感到饥饿，体力和精神状态反而会加强，表现在肢体灵活、双目有神、头脑清晰、思维敏捷、记忆力增强、理解力增强，意志力和忍耐力也大大增强，极易激发人体的各种潜能。

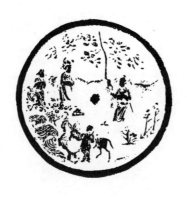

第二章

道家养生药的五种吃法

一、丹丸膏散汤，仙药吃法多

在介绍道家仙药前，先来说说剂型。所谓的剂型是医学用语，就是指药的性状。在我国古代，无论是中医的药还是道家的服食方，无外乎就是五种剂型——丹、丸、膏、散、汤。

这五种剂型一直到现在还在沿用，只不过有的老百姓家里用得多点，有的做起来麻烦用得少点罢了。我有个学生，平时胃寒，她用姜和红糖做成2分钱硬币直径大小的丸子服用。做法很简单，用小臼和杵把姜捣烂，加上红糖搓成小球，晾干就成了。所以，其实我们认为费事的丹、丸、膏等，都是可以在家做的。丹、丸、膏还利于保存，吃起来也方便，一次多做点，能吃很久。

道家各种剂型的方有很多种，下面我们就挑一些比较著名的介绍。

二、道家成仙的必需品——金丹

金丹不是指一种药，而是指以金石为原料炼成的丹药的总称。现在的丹药多以植物、动物为原料，是一种药物，但"丹"最开始可不是药，而是专门供道家达成长生不老、成仙目的的服食品。

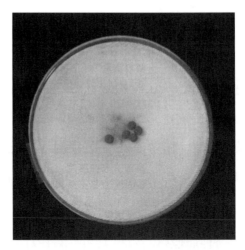

金丹

我们现在都知道，诸如水银、朱砂、雄黄、石英、铅等如果直接食用的话对身体是有害的，但在以前，因为金石类都有质坚、不会腐坏的特性，被道家人当成生命永驻的仙品。《抱朴子》就说这些金丹烧也烧不坏，埋在地里也不会腐烂，所以能让人长生。

虽然道家成仙的金丹现代人再不会无知地服用了，但是这些原料中有很多仍被作为外用药在使用。比如冰硼散，是老百姓常用来治疗口腔溃疡的药，将黑色的药粉敷在溃疡面上，用不了几次就能好，效果不错。冰硼散的组成含有冰片、硼砂、朱砂、玄明粉，像硼砂之类的，古人做成仙的丹药时也用得到，而现在人们则用它治口疮。

道家的丹药数不胜数，比如黄帝九鼎大还丹、太一小还丹，丹方是道家服食的重要方剂，虽然产生了很多问题，但也给后代医家提供了很多值得借鉴的经验。可以说金石丹方的出现为金石药在治病救人上的应用奠定了很好的基础。

三、上流社会的神秘养生药——五石散

散，也就是药末、药粉。散可以外敷、冲食，也可以煮，甚至可以吹到病灶上。

五石散就是道家散剂中的一个名方，据说是张仲景发明的，方里面的五石是紫石英、白石英、赤石脂、钟乳石和硫黄。

五石散也叫寒食散，最开始是用来治病的药，张仲景用来治疗伤寒病人，因为这种药燥热，对伤寒病人有补益的作用。但到了魏晋时期，很多上流社会的人把它当成一种时尚的延年健体的药剂来吃，认为它有增强体力、让人神清气爽的功效。

我们现在可能无法想象当时五石散风靡的程度，估计跟现在的各种保健饮品差不多，不论是达官贵人还是清高的文人墨客，都把吃它当家常便饭。魏晋时期的名士比较著名的有服药和喝酒两派。喝酒派是以阮籍、嵇康等"竹林七贤"为代表；服药派主要服的就是五石散，据说这类人走起路来一步三摇、顾影自怜、涂脂抹粉，曹植、潘安等就是代表，这类人大多是美男子。《世说新语》中也有很多故事里说某某在外"行散"，"王孝伯在京，行散至其弟王睹户前""太傅绕东府城行散"，这里面说的"行散"就是吃了五石散后在外面暴走。五石散性热，必须散步，出些汗让药力外透。用皇甫谧的话说，吃了五石散的人在冬天就算打着赤膊吃着冰块也不会觉得冷。如此说来，五石散好像是助阳防寒的好药，那为什么现在体寒的人没有再服用这个药了呢？

其实五石散并不像听上去的那么美好。由于药性太燥烈，一般没有问题的人吃了多忍受不了那种烧灼的煎熬，不但皮肤红热、异常敏感，还常会长些疮疡肿毒，皮肉溃烂，五脏六腑更是烧得难受。东晋的大将桓温不喜欢穿新衣服，为什么呢？就是服了五石散后皮肤敏感燥热，禁不住质地比较硬的新衣服的摩擦。可见，在那时人们不论是想成仙延年也好，想追求时尚也罢，都为服用五石散付出了很多代价。

四、内服加外敷，道家膏方作用多

膏就是比较黏稠的糊状的物质，现在医方里也有很多膏剂。除了医学上用的，像秋梨膏、琵琶膏之类的膏剂也是老百姓家中常备的，既是食品，又可算是治疗小症状的药物。膏在古代来说可是一等一的好东西，我们都听过"民脂民膏""膏粱之味"之类的词，这里面的"膏"就是指脂肪、肥肉，在以前可不是贫民家能吃得到的东西。《大戴礼记》里也说："膏者，神之液也。"自然，道家也会好好利用各种药食中提炼出来的有助健康的膏药。

先说一个吃的膏，是南朝灵宝派的服食宝方，叫胡麻膏。胡麻就是芝麻，古代养生家和道家都很推崇这种外来的食物。陶弘景曾说："八谷之中，唯此为良，仙家作饭饵之，断谷长生。"可见，它是道家常吃借以长生的食物。所谓的胡麻膏想来跟现在的芝麻糊有些相同，道家的人认为服上100天可以让肌肉丰实，服上200天能变得年轻，服上300天就可延年益寿了。

再说说外用的膏药，有个相传是吕洞宾传下来的方子，叫吕祖膏药方，是贴在肚脐上治疗食水积和寒症的。要用连着葱须的大葱7根、打碎的土木鳖7个、白芷7根、打碎的巴豆7粒，加上香油和铅丹熬制而成。

道家的膏方有很多，有些不大适合现在使用，但有些到现在还是很好的强身食品，比如黄精膏、胡麻膏等，大家也可以发挥自己的创造力，把某些食物做成膏状来食用，既好储存，使用起来又方便。就比如秋梨膏，把秋梨或鸭梨等和贝母、蜂蜜、麦冬等润肺的食物一起煮熬成膏就可以了，自己做的跟市面上卖的相比可是别有一番滋味。

五、一粒三精丸，长服能延年

丸也是道家常用的剂型，比汤汤水水的好携带，吃起来方便、又不容易坏。现代人很少把养生的吃食做成丸了，在古代却是很普遍的现象。

三精丸就是道家很出名的一种保健佳品。所谓"三精"就是天精、地精和人精。相传南阳有个姓文的人，因为社会动荡，逃到了壶山。在山里他又饿又渴，有人就告诉他吃一种山里的植物，果然，他吃了这种植物后就没有饥饿感了。若干年后，他回到村子里，他的样子让村里人吓了一跳，这哪里是个在深山逃难吃野菜的人啊，只见他面色红润，竟然比走的时候看着还年轻，身体也好，满身力气。后来大家才知道，他吃的是山精，也就是大山中吸取了日月精华的植物，学名叫苍术，也有天精的雅号。

地精是指地骨皮，也就是枸杞的根皮，而人精是指黑桑葚。将苍术和地骨皮弄成末，桑葚捣烂取汁，把苍术和地骨皮末倒在桑葚汁里，苍术、地骨皮、桑葚的比例是1∶1∶20，搅匀后放在罐子里密封好。古人做服食方很讲究，他们一般把罐子放到屋顶上，吸收日月精华，叫"昼受日精，夜受月精"。等到罐子里的汁液自然干了，就可以加入蜂蜜，做成丸。服用的时候可以用酒送服，三精丸就是补益用的，久服轻身延年，面如童子。

除了三精丸，还有很多大家耳熟能详的丸药，比如二精丸、五参丸，都是道家服食的名方。比较有时间的朋友可以试着在家自己做做，感受古代道家名士养生的乐趣。

六、道家的养生汤

一说起汤，大家马上会想到两种汤，一种是平时吃饭时喝的汤，另一种是中医的汤药。而道家的汤很有自己的特色，既不是菜汤，也不能简单地看成是一剂汤药。

我们先来说个补脾益肾、养肺生津的九仙薯蓣煎。薯蓣就是山药，这个汤用山药、去皮的杏仁还有牛奶来熬制，山药、杏仁、牛奶的比例为1∶1∶3。简单的做法就是把杏仁捣碎，越碎越好，倒到牛奶里，然后加入山药。老法是要放到密闭的瓷坛子里，然后放锅里煮一复时，一复时就是一昼夜，道家的药食一般煮的时间都比较长，一般老百姓做不到，所以居家做的话，只要放锅里多煮一些时候就可以了。

这个汤前面有"九仙"两个字，叫九仙薯蓣煎，也就说明了在道家看来，它可是有着大作用的汤食。据说，每天空腹的时候用温酒调服一匙，可以治疗腿脚疼、肚子冷痛，还能让人面白有光泽、身轻体健、行如奔马，长吃就成仙了。当然，我们心知肚明吃多少也成不了仙，但是老年人如果能经常服上那么一小碗，确实是补阳的上佳之选。

这个汤适合老年人喝，有一部分老年人气血两亏、津液不足，皮肤也粗糙，形体也消瘦，他们就特别适合用这个来进补。还有久病体弱、总反胃打嗝的老年人也可以喝些九仙薯蓣煎。

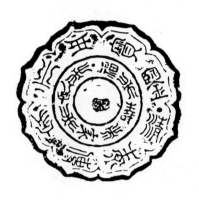

第三章

让人长生不老的九种仙药

一、道家的仙药究竟仙在哪儿

人类都渴望长生不老，中国本土的道教更是把长生不老作为仙人的标志。为了实现"再活五百年"的梦想，人类广求仙法，调息、调心、辟谷、胎息等方法自然奇妙，但是总归是无形的东西，并且需要很大的努力。平常人尤其是帝王往往不愿意那么辛苦，谁不想四两拨千斤，一分的付出换回一百分的成果呢。那么有没有事半功倍的方法呢？后来人们发现服食仙药和丹药是条捷径。古医书上说，"水银……久服神仙不死""紫苏……久服通神明轻身耐老""泽泻……久服耳目聪明，不饥，延年轻身，面生光，能行水上"等，表明服食在道家养生诸法中占有重要地位，大有独领风骚之势。

饮食是人类生存的必需。在长期的饮食实践中人们发现某些食物和饮品对强身健体、延年益寿具有奇特的功效，于是"仙药"的光环就套在了它们头上。如果在饱口福的同时，还能满足长生不老的愿望，岂不是两全之策。道家的仙药分两类，一类是单味药，另一类是成方药。道士们判断单味仙药的标准有两个，一个是食物生长的环境，他们认为仙境中诞生的产物自然也有仙味，灵秀之地必产精微之物，精微之物必定有轻身成仙之功；二是食物的品相是道教理想的样貌（比如人参、何首乌的造型），且服食后要确有效果。

《山海经·大荒南经》《淮南子·人间训》《抱朴子·内篇》《千金方》等古典医籍都有关于长生不老的实践和方法的记载，前人成功的案例更坚定了后人效仿的信心。到底什么是先人心目中单味的仙药呢？《抱朴子》为我们揭开了谜团。

第一类仙药：金石矿物类。如云母、明珠、雄黄、太乙禹馀粮、石中黄子、石英、硫黄、曾青等，其中丹砂、黄金、白银被道家真人、炼丹家葛洪奉为药中上品。但此类仙药不具服食的科学性，其中多含有毒性的铅汞。古代多位皇帝，如隋炀帝杨广、唐太宗李世民、唐宪宗李纯、唐穆宗李恒以及明世宗朱厚熜等人，都是因为服用含有铅汞的"长生不老药"——金丹中毒而未尽天年，所以现代养生中我们不提倡服食这类药物。

第二类仙药：芝草类。主要是五芝——石芝、草芝、肉芝、菌芝、木芝。

石芝主要是指一些石珊瑚、石笋、滑石矿、古动植物化石等天然矿物质；草芝指深山老林中罕见的奇花异草，如独摇芝、牛角芝等；肉芝指万岁蟾蜍、千岁灵龟、千岁蝙蝠、千岁燕子等稀有鸟兽；木芝指树脂一类树的分泌物，如飞节芝，有的是树干和树根的寄生菌类，有的是一些比较罕见的蕈类。这类仙药多是我们普通百姓见所未见、闻所未闻的，在日常养生中服食不现实。

第三类仙药：中草药类。如茯苓、地黄、黄连、石韦、枸杞子、黄精、甘菊、麦门冬、松柏脂、五味子、石菖蒲、桃胶、胡麻、槐子、远志、松子等。这些才是我们现代日常养生中要特别关注的药类。

二、仙药能益气补血，滋阴助阳

道家的仙药，尤其是第三类仙药究竟能给我们带来什么好处呢？

道家仙药能益气延年。气在中医来看也分成几种，有生下来就有的先天之气——元气，有吃进去的食物化生的气——水谷之气，还有呼吸进来的自然界的气——清气，这些气加在一起也就是"人气"。食物靠脾胃的运化才能变成水谷之气，呼吸之气要靠肺的转运，元气则藏在肾里。因此中药能益气延年，也就和这些脏器有着紧密的联系。换句话说，所谓益气，也就是补益这几方面的气，就是补养调节这些器官的功能。《神农本草经》告诉我们，益气的中药主要有人参、党参、黄芪、白术、茯苓、山药、扁豆、大枣、甘草等，在后面我们会就几种重要的中药详细说明一下。

仙药还能补血养身。血是重要的医学概念之一，大家都知道它的重要性。在养血药中，熟地、首乌、龙眼肉、当归、芍药、紫河车等药早已久享盛名。中医认为"气为血帅"，气能促进血的生长，所以人参、黄芪、大枣一类补气药也都同时兼有补血的功效。

对于女性来说，滋阴是服食仙药的一个重要目的。真阴来源于肾，所以滋阴药同时多半兼有补肾，尤其补肾阴的功能。从养生的角度看，较受人们青睐的滋阴药饵主要有黄精、女贞子、天门冬、阿胶、龟板等。

与滋阴相辅相成的是助阳。很多老百姓，尤其是男性，在日常生活中就很注重阳气的补益。无论医家还是道家，都经常会用到助阳之品，较为知名的有菟丝子、补骨脂、核桃仁、巴戟天、肉苁蓉、山茱萸、杜仲、鹿茸、附子、肉桂等。

五脏与阴阳气血错综相关，心主血，肺主气，肝藏血，脾统血而主中气，肾藏精而为元阴元阳之根，所以补血药多养心补肝，补气药多益肺健脾，补阴补阳药多兼补肝肾。

三、仙家第一药，长寿第一珍——灵芝

仙家第一药非灵芝莫属。灵芝仅仅是一种真菌类生物，却被神化了2000年之久。

2000年来，灵芝一直居于仙家修炼服食仙药的榜首，灵芝可以起死回生、长生不老的功效在神话传说中被表现得淋漓尽致。大家都听说过秦始皇曾派徐福带着几千童男童女东渡扶桑寻找长生不老的仙药的故事吧？秦始皇要找的是什么呢？据说灵芝就是他梦寐以求的仙药。在一些传说中，月宫的嫦娥也是因为吃了灵芝才得以飞升成仙的。道家的方士们认为灵芝是集天地之正气、日月之精华、九星之星光，历经数亿万年后修炼而成的不死仙草。现代药理学与临床实践进一步证实了灵芝的药理作用，并证实灵芝多糖是扶正固本、滋补强壮、延年益寿的主要成分。现在，灵芝作为药物已正式被国家药典收载，同时它又是国家批准的新资源食品，无毒副作用，可以药食两用。

灵芝有赤、青、黄、白、黑、紫之分，颜色不同功效自然有差别，总的来说，灵芝的奇妙之处在于它不同于一般药物只对某种疾病起治疗作用，也不同于一般营养保健食品只对某一方面营养素的不足进行补充和强化。它能促使全身的内脏和器官功能正常化。很多人认为灵芝包治百病，听起来有些神乎其神，但也不是一点依据都没有。灵芝可入五脏，补益全身五脏之气，所以无论心、肺、肝、脾、肾哪部分虚弱，都可用灵芝来调节。下面我就给大家介绍几个和我们生活关系比较密切、比较常用的方法。

◎灵芝大枣汤——增强免疫力，防治癌症

灵芝之所以能抗癌，并不是因为它能杀死癌细胞，而是因为它是最佳的免疫功能调节激活剂，它能显著提高机体的免疫功能，增强人体自身的抗癌能力。放疗、化疗是现在比较普遍使用的治疗癌症的手段，患者在放疗、化疗过程中健康细胞往往也成了癌细胞的"殉葬品"一并被杀死，造成的后果就是患者要忍受疼痛的折磨，浑身痉挛、冷汗淋漓，痛苦至极。很多患者就会选择吃一些灵芝孢子粉，这是因为灵芝含有大量的锗。人体内的啡肽才真正具有镇痛作用，但内啡肽在病体内易于分解，而锗的作用就是防止内啡肽分解，使其长期保留在体内，这样就可以大大减轻患者的痛苦。更重要的是灵芝对人体没有什么副作用，这是很多化疗药物和免疫促进剂都不具备的。

除了灵芝孢子粉，家里有癌症病人的，或者有家族癌症史的人，也可以喝些灵芝大枣汤。每次用15~20克灵芝、50克大枣、5克蜂蜜，先把灵芝、大枣放锅里加水煮两次，把两次煮出来的汁水混

合，然后加入蜂蜜再煮沸即成。这对肿瘤细胞有一定的抑制作用，大家也不妨把它当成预防癌症的食疗方来饮用。

◎"三高"患者可以喝些灵芝液

随着现代人生活水平不断提高，"三高"（高血压、高血脂、高血糖）患者越来越多，"三高"对人们的危害也是越来越严重。何以解忧呢？还是灵芝。灵芝不但有利于降"三高"，对"三高"引起的一些疾病也有治疗和促进恢复的作用。

灵芝液的做法是把灵芝切碎，或切成小片就行，放入罐内，加水，就像煎中药一样，一般煎三四回，把煎过的水都倒在暖瓶里慢慢喝，也不用明确限制每天喝多少，愿意喝就多喝点，不习惯它的味道就少喝点。灵芝液不但能降，对失眠、腹泻也有很好的治疗作用。

◎泡酒煮汤，灵芝能让衰弱的神经好起来

常听很多学生说自己神经衰弱，看书记不住，晚上睡不好，还总头晕头疼。现代社会生存压力大，神经衰弱已经见怪不怪了。上学的孩子为成绩、升学失眠，职场白领为薪水、升职难眠，仕途中人因为权力、乌纱帽不寐。于是就出现了食欲不振、体重下降、注意力不能集中、心悸、头痛、头晕等症状，严重的甚至会因为抑郁而出现极端的行为。如果大家有了这种困扰，不妨用灵芝试试。灵芝对中枢神经系统有较强的调节作用，有镇静安神的功效。

除了可以像前面说的那样用灵芝煮水喝，还可以用它泡酒，这个方法很适合爱喝酒的男士。把灵芝切成片，放入白酒中密封浸

泡，3天后，待白酒变成红棕色就可以喝了。很多女士喜欢带点甜味的酒，喝的时候可以加些冰糖或蜂蜜。灵芝酒不但有利于神经衰弱的治疗，还对肺和气管有好处，对咳嗽气喘等都有疗效。

也有很多女士反映喝不惯酒，我就推荐她们喝灵芝蹄筋汤。把15克灵芝、1克黄芪装纱布袋内，扎上袋口，然后和100克猪蹄筋一起煮到熟烂，当然还可以加很多调味料，比如葱、姜。炖好后喝汤吃肉就行。这道汤味道很好，喜欢喝汤的人一定会喜欢。黄芪本身就是补气的要药，再加上灵芝，做出来的汤能够养脾胃、益肝肾，不但对治疗神经衰弱有帮助，还能让人多吃饭，身体虚弱的人可以常吃。

至于疗效，最显著的变化就是睡得着觉了，精神会变好，记忆力会增强，所以家里有学生或大忙人的话，可以隔三岔五地煮来喝。

◎灵芝能让女性更美丽

英雄白头、美人迟暮总是让人伤感的事情，人们都希望能让青春、美丽常在。灵芝可以说是天然的"SOD蜜"，不但可以防止细胞老化，还有我们前面说的那么多功能，所以自古就很受女性的喜爱。爱美的女性朋友，可以通过灵芝调理机体内部脏腑的功能来理通经脉、维持体内环境平衡，养血补气，达到祛斑、抗皱的效果。

如果是外用的话，有个简单的方法，就是把灵芝尽量切碎，然后放进电饭锅里煮，等有蒸气出来的时候，用蒸气熏脸。不过一定要注意不要离蒸气太近，不然过热的蒸气会熏伤皮肤，如果家里有蒸气美容的工具那用起来就更方便安全了。煮剩下的汁水可以用来涂脸。现在女孩子经常会用到爽肤水之类的护肤品，可以用灵芝水来代替，坚持一段时间后，很多女性脸上的斑会淡化，皮肤也会更加细腻。

对于喜欢内补的女性来说，还可以用灵芝煮汤喝。对于体虚，尤其是产后、手术后气血不足、面色不好的人来说，可以用灵芝煮鸡汤。喜欢喝甜品的女性可以煮灵芝银耳羹，切两片灵芝，加些银耳，再加几块冰糖，用小火炖两三个小时，等银耳熬成稠汁，取出灵芝残渣，就可以喝了。每次喝一小碗，解馋的同时还能美容、宁心安神，更年期的女性还能减轻很多不适的症状。

灵芝需要久服才能显现功效，治病一般须连服1个月以上；如果是为预防衰老、延年益寿则最好有间隔地吃。因灵芝性偏温，所以阴虚火旺或素有内热者应当慎用。

四、中国人最喜欢的补品——人参

在道家仙药的清单里，人参也有着浓郁而神秘的传奇色彩。关于人参的发现有这样一个故事：一年秋天，有两兄弟进山打猎，突然天降大雪，封堵了山路。兄弟俩没办法就躲在了一个山洞里，为了活命他们把打来的猎物烤着吃了，猎物吃完后他们就在洞边挖野生植物充饥。一天，他们发现一种植物的根就像小人儿一样，味道也不错，便挖了许多。可是这东西虽然吃了能长力气，但吃多了就会流鼻血。所以他们每天只吃一点点，不敢多吃。这年的雪期出奇的长，终于等到冰雪消融，兄弟俩高高兴兴地回家了。村里的人本来以为他俩早被冻死在山里了，见他们还活着，而且又白又胖，都分外奇怪，围着他俩一问究竟，他们就把来龙去脉讲了一遍，并把带回来的像小人儿的根块给大家看。村民们一看，这东西很像人，却没人知道它叫什么名字。有个年纪大的老伯笑着说："它长得像人，你们两兄弟又亏它相助才得以生还，就叫它'人生'吧！"后来，人们又把"人生"改叫"人参"了。

在中国医药史上，使用人参的历史十分久远。早在战国时代，扁鹊对人参的药性和疗效就已有了了解。人参味甘、微苦，微温不燥，性中和，善补脾肺之气。我们前面说了，人体有三大气，人参既然能补益脾肺，自然也能补脾主的水谷之气和肺主的自然清气，所以说它是补气之品。除此之外，人参的功效还有补五脏、安精神、定魂魄、止惊悸、除邪气、明目、开心、益智等。如果你倦怠无力、心神不安、失眠多梦、惊悸健忘、口干消渴、气短喘促，或者大病久病、吐血吐泻，都可以用人参来调养。人参是扶正固本的强效剂，男女一切虚证、阴阳气血不足都可以使用，是虚劳内伤的第一要药，比如妇女的崩漏、男子的早泄滑精都可以用这一强效剂治疗。

我们老百姓嘴里经常说的人参其实包括很多种，比如园参、山参、高丽参等。越老的野山参药力越大，是人参中的上品，但资源太少，价格极其昂贵，日常养生不适用。平时我们吃的大多是园参，通俗点说就是园子里种出来的人参，也就是人工种植的人参。

园参主要可以加工成红参和白参等。红参具有火大、劲足、功效强的特点，是阴盛阳虚者的首选补品，医疗上治疗虚脱或强补多用红参；白参与红参相比药效较温和，功效弱于红参，适用于气阴不足者。功效再次一等的是参须，药力较小而缓和。

◎四种最常见的人参吃法

人参最省事、最简便的食用方法就是嚼食。一天嚼两三片，生津提神、甘凉可口。嚼人参可跟嚼苹果不一样，不能嚼几下就咽了，要细嚼，尽量把里面的精华都嚼出来。把人参磨成粉每天吞服也是个办法，用量视个人体质而定，一般每次1~1.5克。但这两种方法胃肠消化功能不好的人不宜采用，有可能吸收不完全。

不习惯直接嚼的人可以用人参泡茶。也就是把人参切成薄片或用参须，每日用量为1~3克，放入瓷杯或玻璃杯中，用开水冲泡，闷盖5分钟后即可饮用。

从利于吸收的角度讲，最好的食用方法是煎服。取2~10克人参薄片，用200~400毫升冷水先浸泡1小时左右，然后放入沙锅中，盖好，等煮沸后再用小火煎煮约1小时，煎成约100毫升，就可以喝了。因为人参的有效成分特别容易溶解于沸水中，所以用这种方法最不浪费。煎煮过程中不要频繁掀开锅盖，避免药力散失。

要想强化药力，也可用泡酒法。把形态、质量好的人参浸泡在40~60度的白酒中，一周后就可以喝了。从进补的角度来讲，虽然泡酒不及煎食，但人参借酒力会发挥更大的药效，特别是对劳损性腰背酸痛、骨关节炎酸痛等，人参酒更为有效。不过也要提醒大家，身体并不虚弱的人喝人参酒，或是虽需进补，但饮用过多都会引起手脚心发热、流鼻血，所以要注意饮用量。

热爱美食的朋友也可在炖煮食品时加入人参，享受美味的同时也滋补了身体，一举两得。

◎人参虽好，却不是人人能吃

是药三分毒。人参是药，不是有百利而无一害的神品，确有虚损才可用，不可滥用。什么情况不宜进补人参呢?

有火不宜补。中医历来有"虚则补之，实则泻之"的治病原则，凡有高热、烦躁、大便干、小便黄的人，不宜用人参进补。儿童服用人参和人参类补品可引起性早熟，不利于生长发育，所以也应注意。

睡前不宜服。人参对大脑皮层有兴奋作用，睡前服人参易导致失眠和饱闷。最好在早晨空腹服用，稍做活动后再进食，既利于吸收也不会滞气。

勿忘忌口。人参与萝卜、浓茶、咖啡不能同服，同服会降低人参的药效。

不可过量。大量服用人参不仅不会加强进补的效果，反而会适得其反，出现失眠、心悸、血压升高、烦躁、易激动等中枢神经兴奋症状，或表现为心情抑郁、头痛、食欲减退、低血压、性功能减退、体重减轻、过敏等一系列功能低下症状。清代名医费伯雄曾讲过一个过量进补人参致盲的病例。一个姓郑的人，体态很丰满，平日特别喜欢进补。一天，他把上好的二两人参放到鸭肚子里炖煮，一次全吃掉了，五天以后感觉眼前有些模糊，十天后就什么都看不见了，着急地四处求医都没有效果。听说费先生医术高明便来求诊，费先生了解了前因后果，诊察过后告诉他，人五脏六腑的精气向上传输到眼睛，进补过量使得气机受到阻碍，清气不能上蒸，精气不能上注，所以眼睛就看不见了。《黄帝内经》讲"益者损之"，要解决这个问题其实很简单，用食疗的方法就足够了。费先生让他每天喝一碗梨汁，促使每天能大便两三次，十几天后两眼就能看见东西了，坚持喝了一个月梨汁就彻底复明了。

《红楼梦》第四十五回，宝钗看到黛玉的药方上多是人参，也建议她人参"虽说益气补神，也不宜太热"。

患急性病、发热、胸闷腹胀者，咽红、咽痛、疮疡肿毒者，高血压患者，脾气暴躁而面色发红者，体壮、大腹便便者，都不适合进补人参。如果误服过量人参产生不适症状时该怎么缓解呢？特别严重的要立刻送医院进行催吐、洗胃、导泻，如果只是一般症状可把鲜萝卜捣烂，搅汁，加温开水一起喝下去。或用莱菔子（萝卜籽）煎汤服用。用20克甘草煎水喝也行。

人参因含有较多的糖类、黏液质和挥发油等，所以容易出现受潮、泛油、发霉、变色、虫蛀等变质现象。好人参都价格不菲，所以一定要保存好。如果是干透的参，可以用塑料袋密封保存，并且放在阴凉的地方，放冰箱里也行；如果人参里有水分，可以在容器下面放些干燥剂，比如木炭，然后把人参用纸包好放在里面并密闭容器。

五、又好吃又滋补的万能补药——枸杞

道家修炼的终极目的是要轻身不老。《神农本草经》说枸杞有轻身不老的医药功效，其后的各种医药典籍也都把枸杞看作神仙服食的灵丹妙药，认为常服枸杞能羽化登仙。汉代《淮南枕中记》说，经常服食枸杞汤液可以"老者复少，久服延年，可为真人"。宋代方书里记载了这样一个传说：一个使者在路上看到一位十五六岁的姑娘一边用棍子抽打一个八九十岁的老头一边责骂，在以尊老爱幼著称的礼仪之邦出现这样的场景令使者觉得非常不像话，于是他上前制止，问姑娘为什么这样对待长者。姑娘笑着说："他哪里是什么长者，他是我的曾孙子，不遵循祖传养生之道，不肯服用祖传仙药，以致八九十岁就步履维艰、鬓发斑白，故要责罚他。"使者分外震惊，忙问姑娘芳龄，姑娘的回答更让使者瞪大了眼睛："我今年三百七十二岁。"如此高龄却貌似青春妙龄，真是奇迹，使者赶紧讨教祖传仙药为何物，姑娘说："药唯一种，然有五名，春曰天精，夏曰枸杞，秋名地骨，冬称仙人杖，亦谓西王母杖。四季常服其果，可使人与天地齐寿。"虽说这样的传说不可信，但枸杞能益寿延年却是得到历代道家名医、养生家公认的，所以它还有个美名叫"却老子"。

枸杞味道甘美，好吃又滋补，而且全身都是宝，均可入药，功效神奇，说它是万能妙药也不为过。

枸杞叶又名天精草，能益精补肾，治五劳七伤。春天采其嫩叶作蔬菜炒食，清凉可口，《红楼梦》贾府的宴席上就有这道菜肴。

如与羊肉同煮，有除烦益志、补心通气、清热解毒的功效。常用枸杞叶煮水洗澡，可使皮肤光洁，能治多种皮肤病。

枸杞的根皮称地骨皮，能清骨蒸潮热、祛风、治疗消渴、降压、降血糖。地骨皮经蒸馏所得的地骨皮露，是防治糖尿病、高血压、中暑的佳品，也是退虚热的饮品。

枸杞子含有丰富的维生素，最适合用于美容、美发。可使头发乌黑发亮，防治脱发，对斑秃也有很好的治疗作用。唐代润州开元寺内有口井，井旁长了许多枝繁叶茂的枸杞树，根深入井，井水甘洌，僧人每天都饮用这口井里的水，人人面色红润、睡得香，很多人活到80多岁依然牙齿坚固、头发乌黑。大诗人刘禹锡听说此事后，专门作了一首《枸杞井》的诗，感叹枸杞长生不老的功效。

《法生天意》中也有"枸杞煮汤沐浴，令人光泽不老"的记载。说明早在古代，人们就已经发现枸杞美容护肤的功效了。枸杞子还可滋养肝肾、明目，故枸杞又名明眼草子。用眼过度的人可以把枸杞与贡菊、金银花、胖大海、冰糖一起泡水喝，有助于保护眼睛。

◎助阳补阴，男性身体壮，夜晚睡得香

这里我要着重提一下枸杞对男性保健的作用，在很多书中枸杞都是男性养生的要药。

有古书记载："（枸杞）常食，百岁行走如飞，发黑齿坚，阳事强健。"现代研究也证明，"枸杞补肝养血、益精助阳，适用肝肾阴亏、阳痿遗精"。在生育方面有困难的男性可以试试这个方

子：每晚嚼食15克枸杞子，连服1个月为1个疗程。一般服至精液常规转正常后再服1个疗程就可以了。

老年人经常会出现睡眠不安、阴虚、夜间口干的症状，枸杞同样可以解决这些烦恼。近代名医张锡纯就讲过他自己的亲身感受：他50岁以后，每晚总要醒几次，醒来后就会觉得心中发热，必须喝几口凉水才能再接着睡，一个晚上下来差不多要喝一壶水。仔细思量之后他觉得是因为自己阴分不足、阳分偏亢，想到枸杞长于补阴，于是每晚睡前他都嚼服50克枸杞，大概10天之后，夜晚睡觉就安稳了，凉水喝得也少了。这其实是充分利用了枸杞养阴安神的作用。

◎枸杞粉治褥疮

常年卧病在床的人多会受褥疮的烦扰，不仅病人自己受罪，而且也给家人增添很多麻烦。如果亲人朋友中有这样的病人，可以把50克枸杞子烘干研磨成粉末，把200克麻油熬沸，等冷却后倒入研磨好的枸杞子粉里，再加0.5克冰片搅匀，外敷在疮面上，每日1次。几天后情况就会大有改观。类似的方法也可用来治疗烫伤。日常生活中被热水、热油烫了，多数人会抹点牙膏、酱油之类的东西，如果烫伤比较严重，这些办法恐怕就不太管用，这里我推荐一个比较快速治愈烫伤的方法：把40克枸杞子烘脆研成细末，麻油120克煮沸，倒入枸杞子粉搅匀，然后涂在伤口上，一般半小时后烫伤的痛感就明显减轻，每6小时重新涂药1次，5天左右烫伤就会痊愈。

◎枸杞膏治冻疮

有一年寒假结束，我的一个南方学生手上长了一大块冻疮，说是在北方上学习惯了有暖气用温水的生活，假期回老家过年沾了几次凉水后，老冻疮就又犯了，我说我可以不出一个星期就让他的冻疮消失，他半信半疑，不过还是遵照我的嘱咐做了。我让他把20克枸杞子、5克白芷、5克吴茱萸分别烘脆研末，加一些护手霜调成膏状，涂在冻疮上，每隔4~6小时涂1次。一周后再见到他，他摆弄着两只手高兴得不得了，直说这个方法太好了，他家那边很多人都有冻疮，这回他可是帮大家找到了一个好办法。

◎适合男性保健的枸杞羊肉

枸杞配羊肉是相当著名的男性保健食疗方。很多民族都认为枸杞和羊肉的配伍能发挥这两种食物的优势，滋补男性的根本。做菜的时候可以按1∶10的比例来调配，50克枸杞配500克羊肉。可以红烧吃，也可以炖汤喝，做的时候再配些姜以祛除羊肉的腥膻之气，使口感更好。

枸杞和羊肉的养生作用，我们在前面已经多次提到了，也专门论述了枸杞的各种功效，这里主要介绍下各家对枸杞的论述。道教名医陶弘景曾说枸杞"补益精气，强盛阴道"；《药性论》说它"补益精诸不足，易颜色，变白，明目，安神"；《食疗本草》说它"坚筋耐老，除风，补益筋骨，能益人，去虚劳"。总而言之，枸杞能滋阴强阳、补肾生精、益血明目，是平补肝肾之药。

根据中医理论，对照现代人的生活习惯，如果没有高血压、发烧感染、体质偏热、爱熬夜等问题，都可以食用羊肉。寒冬腊月正是吃羊肉的最佳季节。在冬季，人体的阳气潜藏于体内，所以容易出现手足冰冷、气血循环不良的情况。而羊肉的特性是味甘而不腻，性温而不燥，具有补肾壮阳、暖中祛寒、温补气血、开胃健脾的功效，可用于治疗阳痿、性冷淡、肾虚腰痛及四肢无力等症。所以冬天吃羊肉，既能抵御风寒，又可滋补身体，实在是一举两得的美事。

枸杞虽然浑身是宝，但也不是真正的仙丹，有些人就不大适合吃。枸杞温热身体的功效很强，所以患有高血压、性情太过急躁，或平时吃肉多、红光满面的人最好不要吃；而体质虚弱、常感冒、抵抗力差的人最好每天都吃点。

六、大而全的保健佳品——蜂蜜

蜂蜜作为保健佳品的历史由来已久，在殷商甲骨文中就有"蜜"字了，可见古人早就认识了蜂蜜。《神农本草经》把蜂蜜列为药中上品，说它"味甘平，主心腹邪气"。《本草纲目》说蜂蜜入药"益气补中，止痛解毒，除众病和百药，久服强志轻身，不饥不老延年"。

蜂蜜的甜味主要来自占其成分65%~80%的葡萄糖和果糖，它的蔗糖含量非常少，不超过8%，而葡萄糖和果糖特别容易被人体吸收，所以它的营养价值很高。

蜂蜜的颜色从水白色到深琥珀色，差别很大，因为蜜源植物的品种不同，蜂蜜的成分、气味、功效也各有千秋，体现了它"除众病"的特点。大家了解了不同花蜜的功效后可以有针对性地服用，养生效果会事半功倍。一般认为桂花蜜能消肿止血，润喉通肠；龙眼蜜能补脑益智，增强记忆；洋槐蜜能舒张血管，宁心安神；桉树蜜能抗菌消毒，预防流行性感冒，治疗喉咙发炎……

◎效果好又便宜的蜂蜜面膜

青春美貌对许多女性来说是比生命还重要的，所以她们舍得花大把钱财购买护肤美容产品。其实有更轻松、更健康、更省钱的方法能让女人更美丽，就是内服加外用蜂蜜。蜂蜜能促进血液循环，增强皮肤弹性、韧性。内服很简单，外用可以自制几款面膜。

怕麻烦的女士可以用蜂蜜加两三倍水稀释后，每天涂敷到面部，按摩10分钟，促进蜂蜜的营养成分渗透到皮肤细胞中，然后洗净，这样可以消除痤疮，避免长青春痘。或者，打一只新鲜鸡蛋，加一匙蜂蜜搅拌均匀，涂到脸上，待自然风干后，用清水洗净，每周一次，你会发现皮肤越来越细腻，皱纹也少了。不怕麻烦的女士可以制作甘油蜂蜜面膜，用一份蜂蜜、半份甘油、三份水，加适量面粉调和后敷在脸上，每次20分钟左右，再用清水洗净，同样有给肌肤减龄的效果。冬季皮肤干裂，用什么防裂膏都不如用一点蜂蜜调水涂到皮肤上更天然、更有效。

◎甜蜜的抗菌消炎药

蜂蜜是世界上唯一不会腐败变质的食品。1913年美国考古学家在埃及金字塔古墓中发现了一坛蜂蜜，经鉴定，这坛蜂蜜是3300多年前的，但却一点都没变质，依然可以食用，可见蜂蜜的抗菌能力有多强。如果皮肤破损有伤口，可以涂上一些蜂蜜来减轻疼痛，防止感染，促进愈合。比如口腔溃疡，可以在溃疡面上涂点蜂蜜，如果能先把溃疡面上的白色物质擦掉再涂效果更好。

◎30克蜂蜜让肠道通畅一整天

蜂蜜润肠通便的功效人尽皆知，之所以有这样的作用是因为蜂蜜能调节胃酸分泌、促进肠蠕动，从而缩短排便时间。习惯性便秘的人可以早晚用温开水冲服蜂蜜30克，连服2~3天，大便就通畅了。蜂蜜不仅导泻效果好，而且没有任何副作用，还能为身体提供营养，有利于健康，一举多得。但一定不能因为心急而过量服用，否则会腹泻。

◎保血管降血压

有心脑血管疾病的人应该经常喝蜂蜜。蜂蜜中的糖分能促进心血管的舒张，改善心脏冠状血管和血液循环状况，改善心肌功能，调节血压。心脏病患者每天喝50~140克蜂蜜，1~2个月病情可以得到缓解，以后每天可以减量到20~25克，如此长期坚持能改善体质；高血压患者每天早晚喝一杯蜂蜜水，能起到降血压的作用。

我认识一个做编辑的朋友，她家的一个亲戚几年前得了脑血栓，抢救过来后说话有些不利索。医生建议他每天喝蜂蜜，他就每年直接跟蜂农买好几桶蜂蜜，天天喝，结果这些年身体一直保养得很好，老病一次都没犯过。但是在这里我也提醒一句，还是建议大家买加工处理好的蜂蜜，这样的蜂蜜杂质少，不容易引起过敏等问题。

◎百部蜂蜜膏，对付各种咳嗽

蜂蜜可润肺，具有一定的止咳作用，肺燥热咳的人可把甜梨去皮核，切成薄片，拌上蜂蜜吃，每天吃几次，持续一个星期热咳的症状就会消失。也可以自制百部蜂蜜膏来止咳，用百部30克煎汤，把汁液倒在60克蜂蜜上，再用小火煎沸，混合成膏状就可以了，每次取一匙蜂蜜膏用开水冲化了喝掉。加了百部的蜂蜜膏止咳效果更胜一筹，因为百部是润肺止咳的要药，《续十全方》中说它能治暴咳，《千金要方》中说它能治久咳，都是把它煎浓汁服用。百部和润肺止咳的蜂蜜一起作用，对肺虚久咳、干咳、咽干或肺痨咳嗽疗效更佳。另外，用于止咳时大家最好选枇杷蜜。

肺结核、气管炎、鼻炎、支气管炎、咽炎和气喘患者也可选用蜂蜜来辅助治疗。大家都知道鼻炎非常顽固、难以根治，空气质量恶化导致现代人患鼻炎的越来越多，打喷嚏、流鼻涕，苦不堪言，影响形象还耽误工作。我们楼上的一个小伙子说他犯起鼻炎来能一连打二十几个喷嚏，鼻涕像关不严的水龙头，一滴滴清澈地滴下来，擤也擤不净、堵也堵不住，整夜整夜睡不着觉。他问我有没有什么好方法治疗，我让他去买瓶蜂蜜，再买个吸入器，把10%的蜂蜜水溶液倒入吸入器使其雾化后吸入呼吸道，咽壁发干的感觉一会就消失了，黏膜变得湿润了，脓性分泌停止，所有不适的感觉很快就减轻了。

◎强健身体，增强体力

蜂蜜中的果糖、葡萄糖可以很快被人体吸收利用，帮助人们迅速消除疲劳，增强体力和耐力。人疲劳时服用蜂蜜，15分钟就可明显消除疲劳症状。脑力劳动者和熬夜的人在工作的时候喝杯蜂蜜水能让精力更充沛。运动前后也可以喝些蜂蜜水，不但能让人体处于更好的状态，还可以缓解运动产生的疲劳。

蜂蜜富含的果糖还有维护男性性功能的作用。精液中含有果糖成分，补充蜂蜜就相当于给精子补充营养物质，蜂蜜被人体吸收后不仅能补精，而且能迅速消除性生活的疲劳。所以，新婚的男士或性事较多的男士不妨给自己准备一瓶蜂蜜保养一下。

◎老人和小孩的好食物

老人和小孩是两类最应该补充营养，但不太容易吸收营养的人群，因为他们的脾胃功能都比较弱，所以在选补养品的时候要特别注意。蜂蜜有促进生长发育和延缓衰老的作用。体弱多病、体质较差的儿童可以在饮食中多加些蜂蜜。吃加蜂蜜食物的幼儿和吃加砂糖食物的幼儿相比，长得快、皮肤光泽度高，且少患痢疾、支气管炎、结膜炎、口腔炎等疾病。但蜂蜜不太适合太小的孩子食用，1岁以后食用比较好。

苏联学者的一项针对百岁老人的调查很有意思。学者调查了200多名百岁以上的老人，其中有143人为养蜂人，证实他们长寿与常吃蜂蜜有关。蜂蜜促进长寿的原因较复杂，是对人体的综合调理，而不是简单地作用于某个器官。德国人还把蜂蜜称为"老年人的牛奶"。

◎吃蜂蜜也是有知识含量的活儿

什么时候吃，吃多少，怎么吃，这都是关系到是否能最大限度地摄取蜂蜜营养的问题。一般习惯上建议早晚各喝一杯蜂蜜水，如果没有特别需要，一天不要食用超过50克蜂蜜。冲蜂蜜的水温度别太高，夏天用凉开水冲也行，喜欢热饮的人，用的水也别超过60℃，水温太高就会把蜂蜜里的一些活性物质破坏掉。

蜂蜜不能和葱、韭菜、豆腐一起食用，它们之间产生的生化反应会引起腹泻。蜂蜜不能盛放在金属器皿中，以免增加蜂蜜中重金属的含量，所以我们看到蜂蜜多是保存在玻璃瓶中。蜂蜜基本适合所有人进补，但我前面说了，不满1周岁的婴儿最好不要食用，因为容易过敏，甚至引起更严重的后果。

七、道家的滋阴良药——麦门冬、天门冬

◎麦门冬

相对于前面介绍的食养补品，麦门冬大家了解的要少一些，它其实是沿阶草这种植物的根，也叫麦冬。麦冬味甘、微苦，性微寒，归心、胃、肺经，养阴生津，润肺止咳，清心。它在生活中有很多妙用。

因为麦冬微苦，性微寒，所以阴虚火旺的人用比较好。如果对应症状来说的话，就是口渴咽干、大便干燥、心烦失眠、舌头发红、发干的人用着好。

北方干咳的人很多，可能跟气候有关。有些人咳起来都喘不上气，就算有痰也很黏。这类人很多面色发红，有热相，肺部的阴津明显不足，所以干燥不滋润。而麦冬能很好地补益肺阴。这类人可以在咳嗽发作或者天气干燥的时候喝些麦冬杏仁汤。用10克麦冬加5克杏仁，煮水就行。如果是经常燥咳，可以在连续喝一周后时不时地喝些。如果痰多胃寒，就不要喝这个汤了。

北方的春、秋季多风少雨，气候干燥，很多人都会嘴唇干裂脱皮。有些人不止嘴唇，就连面部甚至全身都会脱皮瘙痒。中医认为，口舌的各种健康问题都与人的脾有很大的关系，"脾开窍于口，其华在唇"，所以嘴唇有问题，或者口舌生疮时就要健脾、补气、养血。清代吴鞠通《温病条辨》里的"五汁饮"就可以很好地解决这些问题，用梨汁30毫升，马蹄汁、鲜藕汁（或蔗汁）、麦冬汁各20毫升，鲜芦根汁25毫升，蜂蜜适量，大火煮沸后放凉，加入蜂蜜搅匀当茶喝。如果麦冬和芦根没有鲜品，可用药材饮片各15克煮水代替。这个方剂对口舌生疮、唇干舌燥疗效非常好。或者也可以用沙参20克、麦冬15克、灯心花10克洗净，加水1000毫升，煎水去渣取汁，再加入粳米煮粥，粥煮好后可以根据个人口味加入适量冰糖，也有同样的疗效。注意，怕冷、大便溏泻的人不适宜用这两种方法。

◎天门冬

大家一看这个名字都会觉得跟麦门冬很像，就好像一对兄弟，名字这么像，功效也应该很像吧。实际上确实是这样，它们的作用挺相近，只是各有各的特色。天门冬又叫大当门根、天冬，是百合科植物天门冬的干燥块根，能滋阴润肺，清肺降火。

关于它的神妙之处，《道书八帝经》里说，如果想不怕冷，就把天门冬和茯苓研成粉末服用，每天服食一次，天寒地冻的时候只穿一件单衣也会出汗。道家经典《抱朴子》说："杜紫微服天门冬，御八十妾，有子百三十人，日行三百里。"《列仙子》说赤松子吃了天门冬，牙齿头发脱落了还能再长出来。《神仙传》说吃了天门冬人能活300岁。《修真秘旨》里说得更神奇,吃了天门冬,100天后气色红润,原来身体羸弱的能变强健,300天以后身体会很轻盈,3年以后能像神仙一样飞升。

天门冬甘润阴柔,寒性偏重,兼走肺肾两经,养阴润燥,清肺生津,可治疗肺燥干咳、痰黏带血、鼻燥咽干、咽痛音哑、津伤消渴、肠燥便秘等。由于它生津清热力强,现在多用它来治疗糖尿病、肺结核、急慢性胃炎、更年期综合征等。

天门冬治疗咳嗽非常有效,配方也很多。

比如说久咳痰少的人,可以用等量天门冬、麦冬、五味子熬成膏,每次一匙,用开水冲服,每日两次。

更简单的方法就是用60克天门冬、15克冰糖,加水炖熟,也是一天吃两次。

除了这些配伍,大家还可以根据情况和喜好自己加减。比如肺热燥咳,想清肺润燥的话,可将天门冬跟麦冬、沙参或川贝一起用。

老年人在一起谈话特别投机,楼下经常有些下到60多岁,上至80多岁的街访邻居聚在一起聊天,路过的时候也多多少少听到过他们聊天的内容。记得有一次一位老人说自己排便很费劲,现在都在喝利于排便的茶,喝了就顺畅,不喝就不行。这个话题立刻得到了其他人的响应,看来这对老年人来说是个非常普遍的问题。

老年人的这种便秘是因为肠燥结不通,身体又没有气力促使肠部蠕动造成的,只要能润燥滑肠,问题也就迎刃而解,天门冬膏就有这样的作用。把1000克天门冬去皮,去根、须,洗净,捣碎,用纱布包裹，压榨取汁，再倒入锅内，澄清后过滤取清汁，用文火熬成稠膏状，装瓶里。每次取一小汤匙，空腹用温酒调服，连服2周为1个疗程。天门冬膏能生津养阴，润肺止咳，滋肾填精，清退虚热，不仅对习惯性便秘有疗效，而且对肺结核、糖尿病、急慢性支气管炎等病症都适用。

八、一天十颗枣，一辈子不显老——大枣

我国是世界上最早产枣的国家，至今已有4000多年的种植历史。大枣自古以来就被列为"五果"（桃、李、梅、杏、枣）之一。古医书上说："此药甘润膏凝，善补阴阳、气血、津液、脉络、筋俞、骨髓，一切虚损，无不宜之。"用现在的话来讲，基本上到了万能的程度。医圣张仲景的《伤寒论》《金匮要略》中用枣方有58个之多。民间也常说："一日食三枣，郎中不用找。天天吃大枣，青春永不老。要想皮肤好，粥里加大枣。五谷加大枣，胜似灵芝草。"

◎一颗大枣就是一颗驻颜丹

关于大枣的神妙之处有很多传说。相传隋代有个女孩，17岁时得了一种怪病，面色苍白、浑身溃烂，还散发着臭味。姑娘看了很多医生都治不好，天天躲在屋里以泪洗面，不愿见人也没法见人。仙人仲思听说了这件事，选了上好的大枣、桂心、白瓜子、松树皮等，研成粉末，让她服下，3个月后，奇迹出现了，女孩变得貌美如

花，不但没有了臭味，还香气四溢，又过了1个月，变成了天仙般的美人。《北梦琐谈》里的记载更加神奇，说河北永乐县盛产大枣，世传谁能找到没有核的大枣吃了可以成仙。有个苏姓女子找到了，吃了这种大枣以后，不再吃五谷，到50岁嫁人时，容貌还像十几岁的小姑娘一样。虽然传说有些夸张，但由此也可看出大枣在养颜护肤、对女性的养护方面的功效是不同凡响的。

大枣的养生美容功效主要体现在补血方面。为什么吃枣的女性面色红润，因为气血好，所以肤色好，女性气血充盈了才会漂亮，而月经量多的女性尤其要注意补血。有没有简便的方法呢？当然有！黑木耳10克、大枣50克，加适量的水一起煮，煮熟后加些白糖，在月经前一周到月经结束这段时间每天或隔天饮用，健脾、补血、调经的功效特别显著。

◎更年期女性的安心丸

女性朋友到了绝经时期多少都会有些更年期综合征，潮热出汗、心中烦乱、情绪不稳、睡眠不好、爱发脾气，就像个不定时的炸弹，不知道什么时候就会爆发，或者自己莫名地烦躁哭泣一阵。这虽很正常，但也不能任由其发展，得调养一下。

大枣宁心安神的作用早有记载。相传宋代有一个妇人，经常莫名其妙地大哭不止，四处求医都没有效果，焚香祷告也没作用，后来找到名医许叔微，用大枣汤药到病除。《金匮玉函》里也有个类似的病案，病人症状也是情绪失常、难以自控地悲伤落泪，把家人急坏了，找到名医陈自明求救，陈大夫让她的家人用甘草2两、小麦1升、大枣10枚煮水喝。她的家人觉得所用的药材也太简单了，以为名医不过如此，用点吃不死的东西糊弄人，可是更好的办法也没有，就死马当活马医吧。没想到喝了十几次以后病真的好了。所以有时候看似平常的东西，生活中非常常见的食物，其中的奥妙我们还远远没有认识和利用呢！

不但对更年期女性，就是平时有失眠、多梦、情绪不宁的人也可以试试下面说的这些食物。先说一道大枣白果炖乌鸡。把处理干净的乌鸡，放进锅里加水，放50克大枣、20克去壳白果、生姜块、葱、料酒，用旺火煮沸后撇去浮沫，改用小火炖煮约1小时，加盐、味精调味就可以享用。乌鸡补肾强肝、补气益血，大枣养血安神，对更年期女性心悸、失眠、多梦等症状有很好的改善作用。

虽然这道菜很好，但是在现实中我发现很多人不喜欢吃乌鸡，觉得它黑漆漆的，看着都吃不下去。不喜欢吃大枣白果炖乌鸡的女性可以换一道甜品来吃，相信没有女性会讨厌甜品的。

百合大枣粥是一道很好喝的甜品。百合清润的效果很好，就算没什么病的人，入秋喝点百合粥也有利于防秋燥。把10克百合先用水泡一泡，去除部分苦味，再把300克粳米淘洗干净，加入百合和10颗大枣用文火熬粥，煮熟出锅时再加适量白糖。熬粥的时候可以加些龙眼肉。这款粥能调和经络、养颜润色，对睡眠不好、情绪不稳、注意力不集中、多汗和更年期焦虑的女性很有好处。

◎炒大枣，让宝宝胃口好

广告上说，妈妈们最开心的事情就是看到宝宝大口大口地吃东西。可是现在很多孩子都不爱吃饭，爸爸妈妈端着饭碗追着喂饭是常见的事。为了能让宝贝多吃点，家长不惜金钱购买各种保健品，但效果也未必好。我就常给身边的年轻家长出些不费钱又好用的招：把10枚大枣在锅里略微炒炒，让它变得有点焦就可以了，再加10克橘皮或4克陈皮，放保温杯里用沸水冲泡10分钟，给孩子当饮料喝，酸酸甜甜的味道孩子一般都很喜欢，喝着喝着你会发现孩子的胃口就开了，能吃能喝了。其实不但小孩子，大人也可以试试。

◎年纪大，血气衰，用大枣养血养精

以前有学生咨询过我一个问题，说她母亲经常感到腰膝酸软、头晕目眩、耳鸣，最令她母亲苦恼的是白头发越来越多，50岁的人看着像60岁。为了掩饰白发，她母亲基本每两个月就要染一次发，后来听说总染发对身体危害很大，不敢染了，可是看着满头白发又心烦，左右为难。我问这个学生，她姥姥或者姥爷是不是也50岁左右就白头了，她说："没有，我大舅和阿姨们也都没有，就我妈头发白得快。"既然不是家族遗传，就说明这跟她本身的体质有很大关系。因为她肾气虚，不能养血藏精，造成精血亏损。肾主骨藏精，其华在表，人体毛发生长、脱落，受肾气盛衰的影响。我告诉她，让她母亲把10克制首乌用水煎煮40分钟，然后在首乌药液中放入大枣30颗、桑葚10克、大米100克一起煮成粥，吃前可以再加点红糖调味，早晚各吃一次。吃一段时间，就会大补气血，不仅头发有可能会慢慢变黑，而且其他症状也会减轻。

除了女性，男性的性功能减退、腰膝酸软、遗精阳痿等问题，也可以试试用大枣来调养。买肥厚质量好的大枣，一次用20颗，把核去掉，然后买50克大虾，不去头和外壳，把虾洗净切段，韭菜10

克切小段，大米100克一起煮粥，能益气壮阳，提高性功能。

所有气血不足、营养不良的人都可以用大枣进补，健康的人也可以经常吃点大枣保养身体，但一次最好别超过20颗，吃过量会引起胃酸过多和腹胀，还有可能造成腹泻。如果是用煎煮的方法，一定要将大枣破开，分成几小块，这样有利于将有效成分煎出，增加药效。而且大枣皮中含有丰富的营养成分，一定要连皮一起煎煮。大枣味甘性温，食用过多会助湿生痰蕴热，有湿热痰热的人最好不要食用。大枣补血的效果好，通常我们会鼓励女性食用，但有些情况却是例外：月经期间有眼肿、脚肿或腹胀现象的女性不适合吃，否则水肿的情况会更严重；体质燥热的也不适合吃，否则会造成月经量过多。已经腐烂的大枣一定不要吃，否则会出现头晕、视力障碍等中毒反应，重者可能危及生命。吃完大枣还要注意及时漱口，避免牙齿变黄和龋齿。

九、道家仙粮——茯苓

茯苓是寄生在松树根部的菌类植物，外皮黑褐色，里面白色或粉色。茯苓性平，味甘淡，入心、脾、肝、肾经，有健脾和胃、补脑强身、利水渗湿、安神的功效，被誉为中药"八珍"之一，古人也把茯苓叫作四时神药，因为它不分季节，和其他药物配伍之后，不管寒、温、风、湿各种疾病，都能发挥其独特的功效。

历代道家、养生家都对茯苓十分青睐。《神农本草经》记载：

"久服安魂养神，不饥延年。"到了魏晋，服食茯苓求长生成了社会风尚，当时的道教医家陶弘景辞官归隐后，梁武帝每天赐他茯苓五斤、白蜜二斤，供他服食。可见当时已把茯苓看作多么珍贵的延年益寿的神品。到了唐宋时代，这股风气愈演愈烈，宋代的大文豪苏东坡就是制作茯苓饼的行家。他在著作《东坡杂记》里记述了茯苓饼的制作方法和服食的好处。苏东坡一生坎坷，但到60岁时还能保持很好的记忆力和强健的体魄，应该和他常年服食茯苓饼有一定的关系。到了清代，茯苓更是养生的要药，在慈禧太后养生补益药中，茯苓是使用频率最高的一味。她也常让御膳房做茯苓饼赏赐大臣，茯苓饼越做越精细，成为宫廷名点，后流入民间，成为北京特产，清香可口、祛病延年。

◎消水肿，利小便，喝点茯苓茶

我以前有个女学生，有很明显的晨起水肿的毛病，如果是她上早上的课，很多时候眼睛都肿肿的，脸也比平时大一圈。上课之前她经常喝杯咖啡，次数多了我就问她："你不是经常说你胃不好吗，怎么还喝咖啡？"她答道："为了消肿，我喝了咖啡就爱上厕所，脸上的水肿消得就快点。"我让她以后晚上别喝太多水，也别吃水分多的水果，用茯苓泡水喝，也就是俗称的茯苓茶，来替代咖啡的作用。

茯苓是利水祛湿要药，而且性平和，利水而不伤正气。所以小便不利、水肿等症都可以用它来调理。比较经典的方子是五苓散，很多医书上都有记载，包括猪苓、泽泻、白术、茯苓、桂枝。但是作为家常保健之用此方并不是很适合，因为根据症状不同，要适量加减成分和分量，一般人不大容易把握，所以如果只是想有利于排小便和去水肿的话，每天用10克茯苓泡茶喝就可以，每天一剂。不怕麻烦的人也可以煎汤喝。

◎茯苓霜，让皮肤变白皙

茯苓还有美容的功效，古人早就发现它能去黑色素，使枯焦黝黑的肤色变白皙。《经验后方》记载，如果吃100天茯苓的话，就能使肌肤润泽、延年耐老。除了内服也可外用，古人的外用方法类似我们今天做面膜，把白蜜和茯苓粉混合然后涂到脸上，7天后就能看到成效，如果想增加祛斑的效果，可以再加些白芷末和白及末制成三白膏在晚间当面膜敷用，有美白祛斑的双重功效，爱美的女性可以尝试一下。前几年热播的韩国电视剧《大长今》里，长今刚进宫的时候，地位比她高的宫女经常会故意刁难她，让长今来给她们敷脸做美容。当时，长今就说了一个用白茯苓、艾草、桑树灰、覆盆子等四种药物做美容的偏方，宫女们用了这个偏方后，皮肤变得白皙湿润，脸上的痘痘也消了，可见茯苓真有不错的美容效果。

《红楼梦》里有一回写道因茯苓霜引发了一桩冤案。书里说茯苓霜是白白的细粉，它到底有什么珍贵之处呢？前面我们知道了茯苓对人体有很强的滋补作用，而茯苓霜是将新鲜茯苓打成末，脱水风干之后留下的霜状结晶物质，是茯苓的全部精华，所以它的滋补功效更强。我们可以在家自制茯苓霜。准备白茯苓100克、鲜牛奶50克，蜂蜜适量。在笼屉上铺上一块干净的纱布，把白茯苓放在纱布上，隔水蒸40分钟，之后把蒸好的茯苓放进搅拌机，再把牛奶倒进去，盖上盖子，开始搅拌，一直搅拌到看不到明显的颗粒。然后倒进沙锅，用大火烧开，稍微冷却后加入适量蜂蜜，茯苓霜就做好了，每天吃一点，可以安神健胃、延缓衰老、美容养颜。

除了利水养颜，茯苓还有安神、止呕、和胃等作用。茯苓虽好，但是气虚下陷、虚寒、滑精的人不宜服食，还要注意服用茯苓的时候不能和米醋同食。

十、男子益精养肾的好帮手——黄精

黄精在道家来说是一种帮助修炼的仙药，主要说吃了它后能容颜永驻、肌肉丰厚、延年益寿，甚至成仙，并被认为尤其适用于男性养生。有人说黄精这个名字取义是黄土地的精华，《抱朴子》中曾说："昔人以本品得坤土之气，获天地之精，故名。"看来两种说法差不多，都是说吸收了自然界灵气的意思。

黄精味甘，性平，无毒，能补中益气、润心肺、强筋骨。关于它的功效民间有不少传说。唐朝是中国经济文化的鼎盛时期，有很多外国人来学习漫游，这其中就有一位新罗国的王族子弟到九华山修行。修行到了一定程度基本上就不食人间烟火了，只找一些野菜树根之类充饥。有一天他挖到一种植物的根茎，洗后吃了发现味道比较甘甜，还能解渴充饥，以后就经常挖来吃。渐渐地，他觉得身体一天比一天壮实，面色也红润有光泽，根本就不像整天吃野菜的人。后来这位修炼者就只以这种植物的根茎为食，活到将近百岁才仙逝。这种植物就是黄精。

◎男子壮精气，枸杞配黄精

黄精是道家推崇的男性养精的药食。如果把它跟枸杞合用，那真是天仙配，补精气的功效会增加很多。

把等量的枸杞和黄精先磨成细末，然后放在一起捣，因为有水分，最后会把两种药食捣得黏在一起。把药泥捏成饼晒干，再捣。这次里面没有什么水分了，就会被捣成粉末，这时就可以服用了。以前都是做成蜜丸，现在把药末放胶囊里用也行。根据自己的情况，每天吃5~10克。

◎暖胃养颜黄精膏

黄精膏又叫孙真人黄精膏。孙真人就是唐代著名的道士孙思邈，他的医术深得世人称颂。作为道教中人，孙思邈当然熟谙养生之道，相传他活了100多岁，在他的代表著作《千金要方》中全面系统地记载了他的养生理论和方法，其中孙真人黄精膏对女性养颜功效显著。

书中记载的主料分量很大，要一石黄精，相当于现在60千克。我们一下子吃不了这么多，可以把分量按比例减少。下面我说的就是用3千克黄精时各种材料的配比。把黄精洗干净，去掉须毛，打碎，放到锅里蒸，蒸熟后压榨出汁液来，把这些汁液倒在水中。黄精和水的比例大概是6∶1。就是说如果用了3千克黄精做原料，榨出来的汁就要放到500毫升水里。再放入5~10克姜末、2~3克桂心末，用微火煎煮，一边煮一边观察汤液的颜色，等到开始变黄时，关火自然冷却，然后盛到容器中，再倒入10克酒调和，孙真人黄精膏就制成了。每次在进食前空腹喝7~8克调好的膏液即可，不但有补益的功效，而且耐饥。

　　黄精膏是古时道士们常服的长寿药，孙思邈认为它有温阳生津、润泽肌肤、养颜延年之效，所以自己也经常服用。黄精膏中的桂心是把桂树的嫩枝的内外皮去掉后剩下的部分，苦辛、无毒，能补阳、活血，《神农本草经·百种录》里记载"菌桂……久服轻身不老，通神明"。而姜的养生保健历史也很悠久，民间有"一杯茶一片姜，驱寒健胃是良方""早晨三片姜，胜过饮参汤""每天三片姜，不劳医生开药方"的谚语，经常吃姜可以暖胃养生。把这三种药配在一起，润而不燥，温而不烈，特别适合荣肤养颜。

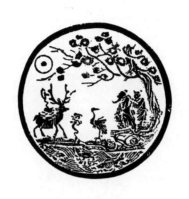

第四章

道家善养颜
——纯自然乌发美肌方

一、男女养颜大不同

道家在养生方面很注重男女性别上的差异，除了有共同的养生方法，男女在养生上还有很多不同的方法。就饮食方面来看，女子有很多美容、利生子等方面的方法，男性有很多强肾壮阳、美髭须等方面的方法。所以就养生养颜来看，男女还是有侧重和区别的。

"天刚地柔，男刚女柔"，这是中国古代圣贤对人效法天地最基本、最精辟的论述。做过试验的人知道，正是因为磁铁的南极和北极、电池的正极和负极具有各自的特征，相互间才有吸引力，否则便相互排斥。南北各半，正负各半，天地各半，刚柔各半，才能形成自然与人类和谐相处的关系。

道家文化讲究宇宙万物的阴阳和谐。《道德经》中讲："道生一，一生二，二生三，三生万物。万物负阴而抱阳，冲气以为和。"意思就是道为万物产生的本原，它包括阴阳两个方面，阴阳二气相交，万物在这种状态中产生。世间万物都需要阴阳和谐，同时又都有矛盾，是在阴阳两极下的矛盾统一体。

在此不难理解，万物同样都有阴阳属性。天属阳，地属阴；日为阳，月为阴；火为阳，水为阴；男为阳，女为阴。在同一个人身上，外属阳，内属阴，功能活动属阳，津液物质属阴。

既然阴阳属性不同，男女养生的手段与目标自然有所差异。如果男人不刚，女人不柔，其内分泌紊乱，五脏六腑和心理状态也会失衡。

但许多人并不懂得男女关系也是这个道理，所以生活中常常错位。凡违反男刚女柔这一自然法则的人，心理和生理状况都不正常。性不归位，难以养生，自然也不会长寿。如果男人雌性激素过高，女人雄性激素过高，就违反了天地造物的规则。男子以阳刚之气拥揽妻子，女人以阴柔之美滋润丈夫，夫妻才健康和美。所以，我们在养生上也要注意女性养生和男性养生要从各自的特点出发，才会达到养生的目的。

二、女性善养颜——南岳魏夫人的美丽神话

道教方术以返老还童为目标，追求鹤发童颜乃至青春常驻，特别是女性修道者更是注重草木服食方在驻颜、美容方面的运用。在此方面首屈一指的就是上清派第一代太师、晋代女道士魏华存。

魏华存（251~334），字贤安，任城人，晋司徒魏舒之女，道教中人尊称她为紫虚元君南岳魏夫人。魏夫人生长在一个不寻常的仕宦之家。其父魏舒少年时成为孤儿，被寄养在外婆家。40多岁时才被推举入仕途，他的三个妻子都先于他死去，儿子只活了27岁，也早于魏舒而死。

魏夫人自幼的表现就很不同寻常。她出生时母亲已经44岁，她从小就跟随在朝廷做官的父亲，受到良好的家庭教育，喜欢读诸子

著作及各种经传。幼年时就接触天师道，羡慕神仙，静默养炼。等到再长大一些，对道教的修炼更加痴迷，严格按道教养生丹法服胡麻散、茯苓丸，并且吐纳气液、摄生静养，拒绝会见一切访客。本来她想离家去一个僻静的所在潜心修炼，但因父母反对，只好在家中选了个清静的房间，读道书、静养炼。父母觉得她对道教的修炼过于痴迷，很是为她担心，等到她14岁那年，母亲发愁地说："女儿都这么大了，老这样下去也不是办法，得赶快把她嫁出去才是。"父亲说："我何尝不这么想？可是女儿除了修炼，对什么都不感兴趣，要她嫁人，肯定不愿意。"母亲说："不管愿意不愿意，总是要嫁人的，不然，还不让别人笑话？"于是老两口托人四处说媒。魏华存对于婚事虽然心里一百个不愿意，但毕竟父母之命难违，只好收拾嫁妆，嫁给了南阳刘幼彦。婚后，魏华存生了两个儿子：长子刘璞，次子刘瑕。不久丈夫到河南境内任县令，魏华存也随夫同行，虽然已经结婚生子，有了俗世的家庭生活，可她对道教越来越痴迷，于是当两个儿子都长大后，她就和丈夫分居了，开始了斋戒的生活。

与丈夫分居3个月后的一个月朗风清的夜晚，伴随着悠扬的仙乐，清虚真人王褒和众真人降临她的斋室，告诉她说："你专注三清，勤苦到如此境地，我等受扶桑大帝君之命，特授你神真之道。"她拜清虚真人王褒为师，王褒送给她《上清真经》三十一卷，并且传授了她一些修行得道的口诀。接着景林真人又传授她《黄庭内景经》，让她日夜诵读，说诵习万遍之后，可洞观鬼神，调和三魂五魄，能实现长生久视的愿望。这些事虽然经后世考证都不可信，其实不过是魏晋时期道教造经者的托词，但魏夫人却因为这些事情的神化而被上清派尊为第一代太师。

魏夫人在丈夫死后，赶上天下大乱，她带着两个儿子渡江南行，后来又与儿子们分开，和侍女麻姑来到南岳，在集贤峰下盖了个草屋，住了下来，从此更加投入地静心修道。这个草屋就是后来道教中著名的黄庭观。在她修行的16年中，传说西王母曾约请她到朱陵山上一起吃灵瓜，还得到西王母所赐的《玉清隐书》四卷，那一年她已经80岁高龄，可是常年静心修炼使她依然有着少女般的容颜。83岁时，她闭目寝息，饮而不食，7天后的夜里，西王母派众仙把她迎接升天了。

传说，升天的第一天，有一群仙人驾着鹤车来到观前的礼斗坛相迎。杜甫的《望岳》"恭闻魏夫人，群仙夹翱翔"说的就是这件事。魏夫人升天后，被封为紫虚元君领上真司命南岳夫人，与西王母共同管理天台山、缑山、王屋山、大霍山和南岳衡山的神仙洞府。魏夫人升天以后，黄庭观陆续有不少人也得道成仙，比如她的侍女麻姑，她的弟子女夷，黄庭观也因此成为南岳道教历史上的神奇之地。

传说虽然有些离奇，但至少我们可以了解道教女子们的修行是可以实现养生养颜的目的的，女子养生修炼在古代也不是什么新鲜事。虽然作为碌碌尘世的女子们不能像魏夫人那样专心修炼，但是至少我们可以用古代美女的方法养养颜，这也是件美事。

三、道家女性美容方

上面我们说了南岳魏夫人的故事，下面就具体来讲讲道家的养颜方。道家追求长寿成仙，希望返老还童、回归青春，因此美容也是道家从不忽视的环节。这里的美容专指美化面部容颜，使肌肤光滑细腻。道家医方以复方为主，功效常是多方面的，在美容颜的同时，常可美发、坚齿、轻身。本节所选是以美容颜为主的道家医方。

◎西王母的养颜方

晋代道教名医葛洪在《肘后方》中记载了一则朝廷妃子们常用的保养皮肤的秘方——西王母枕中方。所谓的西王母就是王母娘娘的原型，传说中的一位女神仙。她住在瑶池，园种蟠桃，长生不老，容颜美丽。从这个方子的名字就能看出它的神奇——它可是王母娘娘的美容方啊。

说得很神奇，方子其实很简单。取一只新鲜鸡蛋，在蛋壳上开一个小口，除去蛋黄，留下蛋清，将二两丹砂研成极细的粉末从小口灌入鸡蛋里，再用白蜡将蛋壳口封固，让白母鸡孵。等其他蛋孵出小鸡时，取出药蛋，用药蛋里的丹砂蛋清涂面。葛洪说："此蛋粉敷面，令人细嫩光滑，娇媚异常。"用五次之后就能体会到什么叫面白如玉，光润照人。

五代时期南唐后主李煜，是一位有名的风流天子，对化妆也颇有研究。因此他的后妃也都非常讲究服饰和化妆。其中一位张贵妃为博李后主的欢心，千方百计地寻找美容秘方，终于找到了这则西王母枕中方，用后变得美貌无比，深得李后主的宠爱。此方流传至明朝以后又做了一些改进，将丹砂改为金银花脑（胭）脂或确（辰）砂。涂在脸上，红艳美丽，后妃们使用后个个容颜如玉，此方又有了"半年红"的美称。清代后妃使用此方美容，仍用蛋清、丹砂。慈禧也曾使用此方来保养肌肤。

鸡蛋清涂面可以使肌肤紧实、减少皱纹，丹砂即朱砂，在这里主要是作为红色颜料使用。两者配合，相得益彰，可使脸色白里透红，光滑细腻，不仅可以去除面部的色素沉着，而且可防止皮肤衰老及皱纹产生。

中国女性在很早以前除了内服中药养生，也开始注重外用护肤品立竿见影的功效，所以追寻古方，在其中也可以找到天然又有效的美容方法。

◎女性梦寐以求的神仙玉女粉

女性追求美丽容颜的脚步自古至今从未停止过，爱美之心人皆有之，这无可厚非，但不能违背科学、违背自然法则。简单以去除脸上的斑为例，不少女性为脸部生出黄褐斑、蝴蝶斑等色素斑苦恼不已，做梦都想像剥煮鸡蛋一样，把生了斑的皮肤像鸡蛋壳一样剥掉。如果皮肤也能像鸡蛋一样白嫩滑腻该有多好啊！于是很多护肤品迎合了女性的这种审美追求，打着快速祛斑、不留痕迹的旗号，抢占市场，而多数护肤品只是简单地把斑遮盖住，并没有从根本上解决问题，包括其他的一些美容手段都只是治标不治本。那本到底是什么呢？我们了解了斑产生的原因，就好对症下药了。简单地说，斑的产生主要是由于女性体内存有瘀血，罪魁祸首正是它们，只要能化除体内的瘀血，脸上的斑自然就会消除。人体各部分是个有机联系的整体，不能头痛医头脚痛医脚。

古时宫廷后妃们伴君如伴虎，承欢侍宴，对美丽容颜的追求比现代女子有过之而无不及，她们所采用的一些传统美容方比现代方法更天然、更绿色，毒副作用小，值得现代女性效仿。现存最早的完整的宫廷处方集是元代的《御药院方》，它收录了南宋、金、元宫廷所藏的秘方、验方和良方，实是祖国医药秘籍，其中有一方就是针对皮肤色素斑的。把益母草研成极细的粉末，每次用10克来洗脸，能治黑斑、退褶皱，令人皮肤光泽滑润。据说武则天保持容颜不老的美容品就是这个。唐代医家王焘在《外台秘要》中载有"武则天炼益母草留颜方"，这曾是千金不传的秘方啊！此粉开始使用时，感觉面部皮肤滑腻，充满光泽，使用一个月后面色红润，异于常人。如果能常年坚持，早晚都用的话，四五十岁的妇女看起来像少女一样。

益母草之所以能用于美容，主要取它活血化瘀之功。益母草又名坤草，擅长治疗妇女的多种疾病，是妇科良药，所以有益母之称，特别在调理月经、化除子宫瘀血方面功效更是显著。黄褐斑多出现在月经不调的成熟女性脸上，所以选用益母草治疗是最适宜的了。不少妇女怀孕后面部会出现蝴蝶斑，等到产后子宫内没有瘀血了蝴蝶斑有可能自己就逐渐消退了，如果产妇自体化瘀能力有限，蝴蝶斑难以消退，也可以采用此方辅助祛斑。据现代科学研究，益母草含益母草碱、水苏碱、月桂酸及油酸等物质，油酸是理想的肌肤美容剂，人体如果缺乏油酸，皮肤就会变得干燥，所以定期用益母草来补充缺失的油酸自然可以促进面容红润，肌肤光泽。

◎莹肌如玉散，一白遮百丑

倾国倾城之貌，是父母给的，基本属于自我能力控制范围之外的，纵使没有沉鱼落雁、闭月羞花之貌，我们也大可不必自暴自弃，俗话说"一白遮百丑"，要想后天弥补一些先天不足，完全可以从改变肤色上做文章。其实不仅我们有追求美貌的愿望，自古道家中人对此也有极大的热情。成为真人是每个道士的梦想，那真人到底是什么样子呢？道家经典《周易参同契》对真人的描述，堪称美男子。同样，成为仙女也是每个道姑的追求。人们常说"美若天仙"，可见道家无论男女都是追求貌美的，正因如此，道医才在美容方面积累了丰富的经验和研制了大量方药。想后天寻求"遮百丑"的朋友一定要关注这则莹肌如玉散。此方在许多书中均有记载，选药有些许不同。

此方用药稍微复杂一些，香白芷20克，麻黄（去节）6克，白蒺藜、白丁香、白及、白牵牛、白蔹、川椒各50克，升麻、当归梢各15克，白附子8克，楮实子12克，连翘5克，白茯苓10克，把这些药研成细末，混匀，每次用3克清洗面部，或者晚上睡觉前把药粉敷在面部，早晨再洗去。它能比较彻底地清除皮肤内的污垢，有使皮肤洁白如玉、预防面部色素斑生成和去除粉刺等多种作用。此方在多部古医书中都有收录，可见名气还是比较大的。在此方中，白芷能祛风散邪；麻黄辛散表寒，利湿气，能扩张皮下毛细血管，促进血液循环；白丁香性味苦温，能化积消翳，去除脸上的雀斑和粉刺；白蔹性味甘苦辛凉，清热解毒、散结生肌，能消除一切肿毒，对祛除面部疱疮非常有益；白及补肺消肿，生肌敛疮；升麻解毒，发表透疹，治痈肿疮毒，对皮肤真菌有抑制作用；川椒含挥发油，气味芳香，能散寒除湿、杀虫解毒、通利三焦；楮实子甘寒，果实含皂苷、维生素B及油酸、亚油酸，有益气、保养肌肤的作用；连翘苦凉，清热解毒、散结消肿、透肌解表，是治疗疮疮的要药；当归养血和血；茯苓健脾利湿。这些药物合而用之，能涤污除垢、洁白皮肤、消散痈疖。

本方不仅美白效果好，而且不像现代化妆品中添加很多化学成分，对身体无毒害作用。现代化妆品特别是美白产品多含有铅，短期使用确实有不错的美白效果，但长期使用危害很大。只是大家可能觉得方子药物多，太麻烦。其实到药店一次也就可以抓齐了，抓一次能用很久。

◎人面桃花相映红，女性喝酒就喝桃花酒

对酒品偏爱的女性朋友还可以尝试一个带有浪漫气息的养颜方——桃花酒。古人诗词里描绘的"人面桃花相映红"的景致是多么迷人啊！每每看到这样的诗句，我们仿佛就看到一位佳人，面如桃花，娇艳欲滴，这几乎是每位女子青春年少时的一个美丽的梦，现在我们有办法让美梦成真。根据《易经》同气相求和中医"以形补形"的道理，我们可以用桃花作原材料来保养肌肤。

道教名医孙思邈在《备急千金要方》中就给我们传授了这样一则桃花酒秘方。做事情大家都希望能事半功倍，女性美化容颜更希望如此，那就得采集药效好、药效强的原料，就得不怕麻烦。用此方若想疗效好，就得选些特别点的桃花，即农历三月初或清明前后

采摘的枝条朝东南方向的花苞或初开不久的花药效最好，当然了，如果不能那么凑巧找到合适的桃花，普通的也可以。把250克新鲜的桃花阴干后，放到酒坛中，再加入1升白酒密封，浸泡15天后，启封，滤去药渣，澄清，装瓶备用。每天晚饭前或临睡前饮用1次，每次饮服10～20毫升。就现代女性的体质，我建议把白酒换成葡萄酒会更好，因为葡萄酒是一种更富有营养价值的饮料，能开胃增食、滋阴补虚，对于胃阴不足、食欲不佳、肌肤粗糙、容颜无华的女性有滋养作用。桃花是美容常用中药，其味苦、性平，有利水活血、润肠通便、润肤悦颜的功效。此方中我们如果用葡萄酒作为基酒，能增强润肤悦颜的功效。

坚持服用一段时间，爱美的女性也许会有意外的惊喜收获——发现自己不但气色红润，而且身材更好了，因为桃花除了悦颜，还有瘦身和健美形体的作用。

◎ 小小改容丸，祛除粉刺效果好

只要有女性的家庭，家里卫生间、梳妆台上就少不了瓶瓶罐罐，而且这些瓶罐的数量和种类总是不断增加，其实大家千万不要以为用的护肤品种类越多、越贵，对皮肤就越好。现代的化学添加剂就像一把双刃剑，给女性朋友带来她们预期的美容效果的同时，也会有一些或重或轻的副作用，甚至会让肌肤对这些化学试剂产生依赖，只要一停用，肌肤状况就会很快变差。

有些女性朋友皮肤粗糙，极易长粉刺、雀斑，不仅影响美观，而且影响与人交往时的自信。道家美容名方有一个叫改容丸的方，一听这名字就能了解它的用途——改变容颜。它能解除易长粉刺的女性的烦恼。大贝母、白附子、防风、白芷、菊花叶、滑石各15克，研为细末，用大皂荚10个，蒸熟去筋膜，混合上述药末，团成药丸，早晚用来洗面，可祛风清热、散结润肤，治粉刺、雀斑。这些药药店都有卖，像皂荚全国大部分地区都有，等到秋天成熟了，到路边捡一些用就好，取材很方便。

粉刺多因肺经蕴热、外受风邪所致。所以本方所选药物主要从祛风、清热两个方面入手来根除诱因。这些药物都是古人常用的净面、防治面疾、美化容颜的材料，疗效是经过长期检验的。白附子和防风都是祛风药，白附子性极躁烈，能升能散，可祛除头面部风痰湿邪所致的粉刺、雀斑；大贝母清热散结；菊花清热解毒；滑石解热通淋，滑肌爽身。这些药物与善除油腻的皂荚同用，一方面能彻底清洁面部，另一方面使这些药物能够直接接触洁净的皮肤，可以充分发挥药效，最大限度地清除粉刺，淡化色斑。

几种物美价廉的草药，可以替代一堆瓶瓶罐罐，不仅让护肤变得简便有效，而且还能让你的荷包不再总为那些昂贵的化妆品而瘦身，何乐而不为呢。

四、由内而外的美容法——女子养颜重在补气血

上面我们说了这么多单纯的洗抹美容的方子，但女性无论是养生还是美容，都不能只做表面文章，而要由内而外地自然散发出美的气息，要从根上解决问题，那么对于女性来说，什么是根呢？毫

无疑问那就是气血。女性只要气血充盈了，自然就健康美丽了。中国传统医学的养生智慧就体现在补气血上，国人补气血的传统由来已久。我们的先民补气血时具体是怎么操作的我们不得而知，但从文字资料中我们了解到，他们寻找到很多补气和补血的食物，这些经验世代相传，沿用至今，越来越完善，越来越丰富。在他们流传下来的经验中我们发现了两条基本的原则：一是补气血要以食补为主，特别是五谷杂粮的摄入尤为重要。这就体现了中医的精髓——气血是由五谷化生而来。二是我们发现从食物的性味来看，补气血的食物多以甘为主。甘性食物是为人体提供能量的，这说明补气血的物质以能量原料为主。搞清楚了原理，女性朋友就知道该多进食些什么东西了吧？养生保健的同时也不能忽略美味，下面我给大家重点介绍两个口味不错，效果又好的食方。

◎脸上没光泽就喝药肉粥

人体气血不足，必然产生一系列的病态反应，如精神委顿，面色苍白无华，肌肤失去弹性、干燥、无光泽等，这种状态下用再多高级化妆品也显示不出一个女性天然的美。此时若想焕发生机，展现美丽容颜，就必须通过滋补营养来调节人体气血阴阳、精神状况，等到阴阳达到平衡，阴平阳秘，机体健旺，容光必然会焕发出来。

北宋的王怀隐道士在他的《太平圣惠方》中收录了一个当归生姜羊肉汤方，原方是这样的："当归三两，生姜五两，生羊肉一斤。用清水八升，先煮羊肉，去滓及沫，取清者，煮上二味药，取三升，温服七合，一日三次。治腹中寒疝，虚劳不足，妇人产后腹痛。"我们根据现代人的实际情况做了适当的加减，可以这样做：准备精羊肉（以公羊肉为佳）1000克，其中120克切成细丝备用，剩余的羊肉倒入3000毫升水中，再放入当归15克、白芍15克、熟干地黄15克、黄芪15克、生姜3克一起煎煮，煮后的汁液取出1500毫升，去渣，然后放入100克粳米煮粥，等粥快熟时加入先前切细的羊肉同煮，肉熟后加入调料就可出锅，早晚空腹食用。此粥对气血两虚、面色萎黄、头晕目眩、心悸气短、肢体倦怠的女性有非常好的滋补作用。

羊肉味甘性温，益气养血、温阳散寒。古人认为，羊肉是厚肠胃、治虚弱的良药。《日华子本草》说它"开胃肥健"。中国医学史上"金元四大家"之一、中医脾胃学说的创始人李东垣还说："羊肉，甘热，能补血之虚，有形之物也，能补有形肌肉之气，风味与羊肉同者，皆可补之，故曰补可去弱。人参，羊肉之属也，人参补气，羊肉补形也。凡味同羊肉者皆补血虚，盖阳生阴长也。"本方也是因为羊肉是血肉有形之品，用它来补人之血肉有形之躯。当归补血和营，能助羊肉生血之功。生姜温中散寒，可助脾胃生发之能，而且可以消除羊肉腥秽之气，使此汤粥的口感更好。

白芍、熟干地黄的加入是为了增强羊肉生血养营的功效。黄芪味甘性温，大补脾肺元气以资生血之源，与当归、白芍、熟地等养血补血的药品相配，益气生血的功效会更显著。粳米味甘性平，既可作饭食，也是一味补益良药。《本草经疏》说："粳米即人所常食米……为五谷之长，人相赖以为命者也……其味甘而淡，其性平而无毒，虽专主脾胃，而五脏生气，血脉精髓，因之以充溢；

周身筋骨肌肉皮肤，因之而强健。"《随息居饮食谱》也说："米亦作粳，甘平，宜煮粥食……粥饭为世间第一补人之物……贫人患虚证，以浓米汤代参汤，每收奇效……（粥油）大能补液填精，有裨羸老。"药和粥分开看，都是滋补之品，当它们合而为一，成为药粥时，其药物功效会得到更好的发挥。药粥是便于服食的一种剂型，服用药粥不仅吸收快，而且可养胃气，特别适宜长期服食。

这里我要说明一点，很多人问我在中医食补里面经常提到粳米，但粳米到底是什么米呢？其实我们现在家里常吃的大米就是粳米。只要别用籼米、糯米等代替就行了。

久病及产后气血两虚、形体消瘦的女性应该多食用这款粥来温阳益气，滋阴养血，久食不仅可以补虚增肥，更能益养容颜，一举两得。不过此方用药多是温热之品，所以平时怕热、易上火、口腔溃疡、手足心热的人以及外感风热、咽喉疼痛、腹泻者，不宜服用此药膳。

◎白鸽煮酒，补益女人的根本

《三国演义》中有曹操青梅煮酒论英雄，我们这里有白鸽煮酒养美人。古时医家通常分两类，一类是官方医生，属于名流正宗的中医代表；另一类是江湖游医，宋代开始被称为郎中，他们手摇串铃，走街串巷，以卖药治病为业，也叫铃医或走方医、草泽。铃医的单方、验方大多来自劳动人民的实践，具有灵验、方便、价廉的特点。白鸽煮酒就是来自民间的方子。

取一只白鸽，去皮、去肠、洗净。把30克血竭放入白鸽腹中，用针线缝合，用1000毫升好酒百沸把白鸽煮熟，然后取出白鸽，鸽肉分两次食用，酒慢慢饮用。

肌体消瘦、肌肤粗糙、面目黧黑、骨蒸潮热、颧红盗汗、月经涩少甚至闭经的女性特别适合喝这种用白鸽煮的酒。为什么一定要用白鸽呢？在禽类里就数鸽子的毛色最多，而只有白色的鸽子才可以入药。《本草纲目》里说："白鸽肉，气味咸平，无毒。解诸药毒，及人、马久患疥，食之立愈。调精益气，治恶疮疥癣，风瘙白癜，疬风，炒熟酒服。虽益人，食多恐减药力。"白鸽有解毒之功，能调精益气，特别是和酒一起食用，功效更显著，但是不能多吃，多吃不但不能增强药效，反而会适得其反。方中的血竭，又叫麒麟竭、海蜡、麒麟血、木血竭，是棕榈科植物麒麟竭果实和藤茎中的树脂，具有活血散瘀、止痛、止血生肌的功效。如果是患病1年的人就用血竭30克，2年用血竭60克，3年用血竭90克。白酒通血脉、御寒气，"为诸药之长"，能行药势，使药性入血分，增强药物养血、补血、和血、活血、散寒、温通的功效。

五、男性养颜重在须发齿

男性跟女性不同，男性养生重点在于养肾精，而肾主骨生髓，齿为骨之余，发为肾之华，所以男性肾精有问题多会表现在头发、胡须、牙齿上。不是女性不注重这方面的保养，而是男性更容易在这些方面出问题，所以要特别注意。

封建社会无论男女都是要蓄长发的，并且以头发黑亮粗长为美。道士、道姑也同样要留发，我们看绘画作品或者影视剧中的道士、道姑形象，他们都要把头发盘出云髻来，这就需要一头秀发。男人的髭须更是美的象征，比如"鬒鬒颇有须"是乐府诗对须发美男子的形容，三国名将关羽因胡须长而有美髯公之称。道医、中医在美发美髯方面有独特的发现创造，内服方、外用药应有尽有。从头发早白、几根白发到满头白发，都有相应的治法和医方；从黄发、落发、斑秃到全秃，都有可用之方。道家美发医方的特点不仅仅可以美发，同时还兼有轻身、固齿、延年的功效。道医研制的滴鼻乌发术、拔白生黑发术，很有科学内涵，是道家哲学思想的具体应用，颇有研究、开发和应用价值。本节所选录的几种药方足以证明道医对美发美齿的重视及其丰富的实践经验。

"白发三千丈，缘愁似个长。"古代诗歌里不乏对白发的描述，而伍子胥过昭关一夜愁白了头的故事也被人们相传至今。就连美国前总统奥巴马，据说原本一头乌黑浓密的头发，在当初竞选期间也变成了灰白色。那么，人到底为什么会长白发？什么样的白发属于正常现象？什么样的白发属于病态，需要治疗呢？我们首先要明确一下这几种白发的界限。白发主要有先天性和后天性两大类。先天性白发，指一出生就有白发，或头发白得比正常人早，通常都有家族遗传史，除表现为白发较多外，没有其他症状，不影响身体健康，治疗这种白发没有什么理想的方法。后天性白发又分为老年白发和少年白发两种，老年白发一般从40~50岁开始，属于正常的生理现象，无须治疗；而少年白发，指年龄不到40岁头发由黑变白，就可能是由于营养失调、精神紧张、忧愁伤感、焦虑不安、恐慌惊吓等原因造成的。白发一症，中医早有记载。《诸病源候论》中说："足少阴肾之经也，肾主骨髓，其华在发。若血气盛，则肾气强，肾气强，则骨髓充满，故润而黑；若血气虚，则肾气弱，肾气弱，则骨髓竭，故发变白也。"按照中医理论，头发与肝肾有密切的关系，肾藏精，肝主血，其华在发，发为血之余，又发表于肾，当心肾不交（失眠，神经衰弱）时，或先天禀赋不足，或思虑过度耗伤精血，或担惊受怕伤肾精时，头发都会变白。

那白发可否再变回黑发呢？实践证明，白发并非是不可逆转的，我们可以从几方面着手来调理改变这种状态。

首先要保持愉快的心情，注意加强营养。其次可以辅助些按摩手法，保养秀发，如在早晨起床后和临睡前用食指与中指在头皮上画小圆圈，并揉搓头皮。具体做法是先从额经头顶到后枕部，再从额部经两侧太阳穴到枕部。开始每次按摩1~2分钟，每分钟来回揉搓30~40次，以后逐渐增加到5~10分钟。这种按摩可加速毛囊局部的血液循环，有利于分泌黑色素使头发变黑。或者按摩涌泉穴，我们说过发质的好坏和肾脏的荣衰有关，如果调理好肾脏，头发自然就会变好。涌泉穴代表肾经，它位于脚底中央凹处（将脚趾用力向内弯曲时产生凹槽，然后用指压，感到痛之处即是），按摩时每脚各做15次为一组，每天做两组。虽然按摩疗法并非立竿见影，但长期坚持益处总是有的。此外，还应该勤梳头，隋代医家巢元方说："千过梳头，发不白。"

以上方法主要是辅助治疗的手法，见效缓慢，道教养生更提倡服食些滋阴凉血、养血乌发、补肾安神的药食来滋养秀发胡须。

◎嘉靖皇帝的七宝美髯丹

《道藏精华·清宫秘方大全》收录了一个邵应节真人献给明代嘉靖皇帝的美发延嗣方——七宝美髯丹，李时珍在《本草纲目》中记载了这件事。邵应节真人把七宝美髯丹进献给皇帝，皇帝服用后很有效，连生了几个皇子，于是这个方子就在天下广为流传。宋怀洲的知州李治与一武臣同朝为官，看到这位武臣已经70多岁了，可依然身体轻健、面色红润，于是就向他请教保养的方法，武臣告诉他是因为自己长期服食七宝美髯丹的原因。于是这一方剂就成为著名的养生乌发方，也被《本草纲目》收录了。

七宝，指方中用七味药物：何首乌、白茯苓、怀牛膝、当归、枸杞子、菟丝子、补骨脂。因为它们能益肝补肾，功宏如宝，所以合称七宝。美髯，代指须发乌黑而润泽。服用本方后，能使肝肾得补，精血充足，发乌髯美，神悦体健，故称七宝美髯丹。把赤、白何首乌各500克用米泔水浸3~4天，去皮切片，用黑豆2升同蒸，至豆熟，取出去豆，晒干，换豆再蒸，如此9次，最后晒干，成为九制何首乌；再取白茯苓500克，去皮，研末，用人乳拌匀晒干，成为乳制茯苓；怀牛膝250克，用酒浸泡1天，和何首乌一起从第七次蒸至第九次，然后晒干；当归和枸杞子各240克，用酒浸泡后晒干；菟丝子240克，用酒浸泡至生芽，然后研烂晒干；补骨脂120克和黑芝麻一起拌炒。以上各药一起捣成细末，制成龙眼大小的蜜丸，每天空腹时嚼服1~3丸，用温酒、米汤、白汤或盐汤送下都可以。方中主药是何首乌，我国采用何首乌治疗白发已有上千年历史，古代的帝王将相经常服用御医精心配制的首乌制品来使自己"乌须发、健筋骨、养血益肾"，保持年轻状态。各代药典对首乌治疗白发也都有记载，效果也得到历代医家的公认，它养血益肝、固精益肾、乌须黑发的滋补功效远在生地、天冬诸药之上。现代药理研究证明，何首乌可降血脂、强壮神经，具有促进精子生成和发育的作用。怀牛膝补益肝肾、强壮筋骨，白茯苓益智安神、健脾利湿，两者均可提高人体免疫功能，增强抗病能力。枸杞子、菟丝子、补骨脂可补肾阴、壮肾阳，有抗衰防老、延年益寿的功效。当归补血和血，具有抗维生素E缺乏症的作用，可提高人体免疫功能。本方适于阴阳两亏、精血不足、须发早白者服用，也可用于预防早衰，在乌发长发的同时，还兼有轻身、美容颜、增强性功能等多种功效，是使用较广的抗衰老、美容美发验方。

现在这个方子也有成药了，但是追寻古法的朋友如果有时间也不妨自己在家做做看，做药也可以重温古韵，感受别样的乐趣。

◎黑发固齿的神仙修养方

中国传统的审美标准认为发黑齿白是美的，头发要乌黑亮丽，浓密飘逸，而牙齿要洁白坚固。为什么我们总是把头发与牙齿相提并论呢？二者虽然看似毫不相干，实际上都跟肾脏的功能密切相关，都由肾功能的强弱所决定。由此可见，发与齿有着本源性的关联，所以乌发生发之药多兼有固齿、使落齿重生的作用，而固齿洁齿之方则常兼有乌发生发之功效，就不足为奇了。

南朝道教灵宝派的历史悠久，道脉长存，教中大师频出，且勤于著述，从而留下了一大批珍贵的文献。《太上灵宝五符》就是其中著名的代表作品，书中养生求仙的服食仙方内容非常丰富，其中的神仙修养方可助我们实现发黑齿白的愿望。

中医学认为，肾藏有先天之精，为脏腑阴阳之本，生命之源，故为先天之本。而肝与肾又有着密切的关系，肝藏血，肾藏精，精能生血，血能化精，精血同源，故有肝肾同源之说。在病理上，肝肾两脏也相互影响，肾精亏损，可导致肝血不足；反之肝血不足，也可引起肾精亏损。肝肾亏虚，精血耗伤到一定程度就不能充养形体，润泽毛发，外在表现就是身体瘦弱、须发早白；肾主骨，肝主筋，肝肾阴虚，则筋骨失养，外在表现就是腰膝酸软、牙齿松动。所以要黑发固齿就要从补肾、益肝两方面下手。

我们可以按神仙修养方的记述来操作：把一斗牛脂、一斗胡麻、一大把干姜、半斤（250克）生姜、一斤（500克）生地黄放到一起捣绞细碎，然后放到大铜铛中用微火煎煮，等到几种药物都变成了膏状，颜色有些发黄时，停火，去除药渣，把药膏团成鸡蛋黄大小的药丸，留着备用。服用时取一枚药丸放到酒中，和酒一同服用，每天3次，有黑发固齿的功效。如果平时在家里试着做的话，可以把分量减少些，用1000克牛脂、400克芝麻、3~5片干姜、25克生姜和50克生地黄，做一次就可以了。

牛脂就是黄牛或水牛的脂肪，没有牛脂，用羊脂代替也可以，它们均性甘温，能补肾养血、祛风化毒，治虚劳羸瘦、肌肤枯槁。胡麻就是芝麻，性平，味甘，滋养肝肾，润燥滑肠。生姜辛行温通，温心阳、通血脉，此方中有滋腻之品牛脂，所以要佐以生姜，使其滋而不腻、温而不燥。生地黄味甘、性寒，是滋阴凉血的要药，美容方中凡有血虚火旺、热入血分者都可以用它来祛邪、扶正气。热入血分的一个外在表现就是须发早白。这几种药品合在一起就能共同发挥很好的黑发健齿的作用。

◎须发早白者的福音——还黑散

北宋有一道士叫王怀隐，因精通医药而奉诏还俗，后来做了翰林医官，与其他人一起编修了方书《太平圣惠方》100卷，广集汉唐以来各家方书及民间经验方，记载了中国10世纪前的医药学成就。其中一则还黑散也是须发早白者的福音。

此药方的组成比较丰富：马齿苋子200克；白茯苓100克；熟干地黄200克；泽泻100克；卷柏100克；人参100克，去芦头（人参主根顶端的短小的根茎）；松脂200克，炼成者；桂心50克。把这些药都捣细，过筛，取细粉，每天用温酒调和制成的药粉6~7克服下，渐渐加量到10克，晚饭前服用，服用一个月后就可以看到效果。服食此方的过程中要忌葱、蒜、萝卜。

此方为什么有使白发还黑的功效呢？方中主药马齿苋子是马齿苋的种子，很多人都知道马齿苋是种野菜，不少人虽然吃过，但对它的药性了解不多。《开宝本草》中说它可以"明目，仙经用之"，《食疗本草》说它能"延年益寿"，《食医心镜》还记载它"治青盲目翳，除邪气，利大小肠，去寒热，以一升捣末，每以一匙用葱豉煮粥食"。山坡野地中常见的野菜也有使人延年益寿的功能，所以从前的道士们经常用它来熬粥喝，以达到养生益寿的目的。本方主要采用的是它祛头面风邪、清热解毒、凉血的功效。

熟干地黄就是熟地黄，味甘，性微温，能滋补肝肾、填精补血，是一味重要的滋补强壮药，也是著名的乌须黑发药。《本草纲目》记载："熟地黄主填骨髓，长肌肉，生精血，补五脏内伤不足，通血脉，利耳目，黑须发，男子五劳七伤，女子伤中胞漏，经候不调，胎产百病。"《本草从新》也说它能"滋肾水，封填骨髓，利血脉，补益真阴，聪明耳目，黑发乌须"。据现代研究，熟地黄含甘露醇、梓醇、豆甾醇、生物碱、脂肪酸、葡萄糖、水苏糖、精氨酸、地黄素、维生素A及铁质等，有强心利尿和促进肾上腺皮质腺及性腺等功能的作用。近来还有报道说地黄能防止老化和提高神经反射功能，这些都足以证实《神农本草经》中关于它的"久服轻身不老"的记载。

人参味甘微苦性温，大补元气，有抗衰防老功能。白茯苓味甘淡性平，功能益智安神、健脾利湿。关于人参、茯苓的种种神效我们在前章中已有更详细的介绍，这里不再重复。

泽泻味甘性寒，利水泄热。古人认为泽泻还有一定的补益之功。《神农本草经》说它能"养五脏，益气力，肥健，久服耳目聪明，不饥延年"。据现代研究，泽泻有利尿、降脂、降糖作用。

卷柏味辛，性平，能破血化瘀。古人还发现它有悦泽颜色的作用。《神农本草经》记述它"久服轻身和颜色"，《名医别录》也说它能"令人好容颜"。

松脂是把从松科植物树干中取得的树脂经蒸馏除去挥发油后的遗留物，味苦甘性温，能祛风燥湿、排脓拔毒、生肌止痛，也是古人常用的一种延年益寿药物。《神农本草经》说它"久服轻身不老延年"，《千金方》也记载说"久服延年益寿"。在中医古代医籍中以松脂为主药的延年益寿药方，可以说是不胜枚举的。

桂心能补元阳，暖脾胃，除积冷，通血脉。

把诸种延年益寿之药合在一起，可谓是强强联合。我们知道须发早白的原因虽然很多，但衰老是引起须发早白最常见的原因。所以要想须发不白，就要想方设法延缓衰老。细心的朋友也许注意到了本方的主药马齿苋子、人参、熟地黄都有延缓衰老的作用；白茯苓、泽泻既能降血脂、防治动脉硬化，又能提高机体的免疫功能，这对预防衰老也是颇有益处的。仅从这些药物的功效来看，此方也应有一定的抗衰防老、防治须发早白的作用。所以历代医家对此方都有比较一致的认识，那就是此方既能滋肾填精、补益脑髓，又能补益心脾、益气生血、安神益智，并能除风湿、疏通血脉，是扶正祛邪兼备之剂，适用于中老年人精血不足、心脑亏虚所引起的须发早白。更值得提倡的是这一方剂不寒不腻、不热不燥，适用的人群很广泛。

◎中年白发试试头发尽白方

早年曾经修道的王怀隐很能够理解道士们对黑发的追求、对白发的苦恼，他不仅仅给予同情，更用自己的医学知识来帮助大家实现这种追求。他的《太平圣惠方》还收录了一则头发尽白方。须发早白也有程度的区别，是只有几根变白，还是花白、全白，程度不同治疗的方法也各异，这一则主要针对那些还不到40岁头发就已经白透了的朋友，大家尽可以大胆尝试一下。

准备2.5千克生地黄，用酒浸泡一宿后晒干，再加250克五加皮、250克牛膝一起上锅蒸煮，蒸完后晒干，然后再蒸再晒，一共经历9

次蒸晒之后，把晒干的药物捣碎，用筛子筛取细粉。每天空腹时用温酒送服6~7克，或者放到羹粥中吃下也可以。吃一个月左右有些人就会看到效果了。

此方中的生地黄用酒浸泡蒸晒之后就变成了熟地黄。李时珍归纳它的功效："填骨髓，长肌肉，生精血，补五脏内伤不足，通血脉，利耳目，黑须发，男子五劳七伤，女子伤中胞漏，经候不调，胎产百病。"古时修道之人早就发现它有服食驻颜的妙用，所以或煎，或熬为膏，或煮成粥，或酿为酒，采取各种形式服食，以期达到延年益寿的目的。至于发挥地黄擅乌须发这一功效的方剂，更是不胜枚举。我们只统计王怀隐所编的《太平圣惠方》一书，就发现在治白发变黑的23个方剂中，用地黄的占了17个，用地黄花的1个，加起来几乎要占到80%，这足以证明地黄是补肾黑发的要药。再看怀牛膝，它是补肝肾、强筋骨的常用药，《名医别录》说本品可"主伤中少气，男子阴消，老人失溺，补中续绝，填骨髓，除脑中痛腰脊痛、妇人月水不通，血结。益精，利阴气，止白发"。川、怀牛膝有别，川产牛膝偏于活血通经、祛风胜湿，而怀产牛膝长于补益。在这一方剂中我们最好采用怀牛膝。五加皮有类似人参的功效，可以益气、祛风湿，古代养生家还认为服食五加皮可以长生不老，因此有"宁得一把五加，不用金玉满车"的说法。以上三种药物配合，可以补气血、益肝肾、强筋骨，使白发变黑、精力旺盛。

◎保养头发，吃生地茜草膏

《太平圣惠方》中还有一则值得尝试的方剂——生地茜草膏。这剂方药的原料很简单，只有两种：生地黄和茜草。生地黄我们已经数次谈到了，这里略去不说，主要说说另一种。茜草，别名血见愁、地苏木、活血丹、土丹参、红内消等。在田间地头都能看到，取材很容易。关于茜草可以入药的记载，早在中医经典名著《黄帝内经》里就已出现，说明它药用的历史已经相当悠久了。到了《神农本草本经》，文字记载就变成了"茜根"，说明人们已经发现茜草药性最大的部分在根部。此方中主要发挥它凉血止血、活血化瘀的功效。

准备500克茜根，锉成碎块，加入5小碗水，微煎，然后把它绞出汁液来，汁液倒到容器里，剩下的渣再继续研煎，再把汁液倒入刚才的容器中，再继续研煎剩下的渣，这样一共重复3次后，所有的汁液都倒入锅里，再取1000克生地黄洗净捣绞取汁，把地黄汁也倒入锅里，用小火慢慢煎熬，等到汁液变成了膏状，就可以停火，盛到瓷器中。每天空腹时用温酒调半匙生地茜草膏服下，服食100天之后，髭发就会变得漆黑发亮。服食药膏期间忌生葱、大蒜、萝卜。

这药方的疗效得大家亲自尝试了才知道，不是对每种白发都有用，但是就某些情况来说确实会取得意想不到的效果。

◎使脱发再生、白发复黑的青莲膏方

除了须发早白的苦恼，还有不少人承受脱发、秃发的烦恼，年纪轻轻，头上就成了不毛之地，可是不管怎么小心珍爱头上这些屈指可数的珍宝级的头发，它们依然决绝地离我们而去。除了戴发套，有没有使头发看起来更自然、更真实的办法呢？还是那位著名的道士王怀隐，他给我们介绍了一种通过给鼻子点药水来治疗发疾的验方，光是听这种治法就觉得很新奇有趣。那么到底用什么药水来点鼻呢？

把3升莲子草汁、1升生芝麻油、1升牛乳混合在一起，再把100克甘草锉成细末一并倒入汁液中，放到锅里用慢火煎煮，等到汁液开始冒出像鱼眼睛一样的泡泡的时候，就不停地搅拌，直到汁液的浮沫都消失为止。然后澄清、过滤，去除渣，把剩下的液体盛到非金属器皿中保存，青莲膏就制好了。每晚准备睡觉时，躺在低点的枕头上，每次在鼻孔内点3~5滴如小豆大的药膏，点6~7次即可。然后躺一会让药膏渗入体内，再坐起来，如果觉得有想吐口水的感觉，那就一定要都吐出来，千万不要咽下去，吐完后稍喝点水，就完成了一次用药。如此这般进行半年，白发就会变黑，脱落的头发还会再重新长出来。这几乎是古人屡试不爽的验方，不仅治白发，还可以治脱发、秃发。用药期间同样要忌蒜、萝卜等辛辣物。

有没有点变魔术的感觉？传统医学里就是有一些很玄妙而又有益身心的珍宝。一些平平常常的东西凑在一起就能发挥超乎寻常的作用。莲子草能清热凉血、利湿消肿、拔毒止痒；芝麻油经常食用能延缓衰老；牛乳就是牛奶，能补虚损，益肺胃，生津润肠，《本草经疏》中说："牛乳乃牛之血液所化，其味甘，其气微寒无毒。甘寒能养血脉，滋润五脏，故主补虚羸，止渴。"

甘草又名蜜草，以味道甜而得名，是补益药中的补气药，能补脾益气，自古还有灵草、国老的美名。入药历史悠久，早在2000多年前，《神农本草经》就将其列为药之上乘。南朝道教名家陶弘景

道家养生大道

将甘草尊为国老，并说："此草为众药之王，经方少有不用者。"国老，是帝师的称谓，把甘草推崇为药之帝师，其原因正如李时珍在《本草纲目》中解释的："诸药中甘草为君，治七十二种乳石毒，解一千二百般草木毒，调和众药有功，故有'国老'之号。"甘草的药性缓和，可升可降，可以与补药、泻药、寒药、温药、凉药等各类药物配合使用，有调和药性、解百药之毒的作用，同热药用之可缓热，同寒药用之可缓寒，补而不骤，泻而不速，所以很多经方中都会使用到它，甚至有"十方九草""无草不成方"的说法。

把这几种寻常易见的物品熬成药膏，通过点鼻就能解决项上烦恼，不是挺奇妙的吗？

◎男性育子第一方——五子衍宗丸

在道教的观点来看，男子要想修炼成仙或长生不老，保精养精是必不可少的。很多房中术的修炼、导引方法的修炼都体现了这一特色。所以，在饮食方面也必然是朝着这个方向努力的。因此，除了上面谈到的一些美须发的方法，也要讲求从骨子里保养男精。

中国古代的帝王最注重繁育子嗣，所以皇家的保精育种药很多，也颇为有效。

传说唐朝有个叫张果的道士，也就是我们熟知的那位倒骑驴的神仙，给唐玄宗进了五子衍宗丸这个方子。唐玄宗用了之后感觉很好，说它是"古今种子第一方"。但当时这个方子被皇家独占，并未流传民间。

之所以叫做"五子"，是因为此方选择了五种以"子"为名的中药，传统中医学又将男性不育症称为无子、无嗣，因而一语双关，别有意味。"衍"为广布常流之意，本方五药皆用种子，取以子补子之意，有添精补肾、助繁衍宗嗣的作用，故称五子衍宗丸。

这五子是枸杞子400克、炒菟丝子400克、覆盆子200克、蒸五味子50克、盐炒车前子100克。把这五种药物研成细末，用蜜炼成大药丸，跟现在普通的中药丸一般大，每天早晚各服1丸。用温开水、淡盐水、黄酒送服都可以。因为本方都是植物种仁，味厚质润，既能滋补阴血，又蕴含生生之气，性平偏温，擅长益气温阳。方中，菟丝子温肾壮阳力强；枸杞子填精补血见长；五味子五味皆备，而酸味最浓，敛肺补肾；覆盆子甘酸微温，固精益肾；车前子能使水窍常开，则小便利而湿热外泄，与补肾药相配，可使"精窍常闭而无漏泄……精固则阴强，精盛则生子"，由于它性味平和，故适合久服。传说有人世世服此药，子孙繁衍众多都自成村落了。

五子衍宗丸发展到清代又加入了几味滋补的药，现在也有这个方子的中成药。文献记载它"久服令人眼目精明，乌须黑发，延年益寿，步履强健，广育种子，充足气血，效难尽述"。它对补肾阳、改善精液质量、治疗男性不育症有较好的疗效，还被誉为"补阳方药之祖"，有"五子壮阳、六味滋阴"之说（六味即六味地黄丸），是公认的补肾良方，对肝肾不足、肾虚腰痛、阳痿早泄、遗精精冷、久不生育、尿后余沥、少年早衰、须发早白等都有显著的疗效。但药就是药，虽然古时候很多人把它作为补益的药方，但真

道家养生大道

正用的时候还是要根据自己的情况判断才行。

居家养生保健可以用更简便易行的办法，比如把这五子弄碎，用纱布包好，在做汤、做菜的时候放到里面一起煮，既省事，也能起到一定的效果，还不怕药效太大误伤了身体。

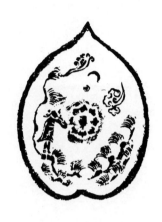

第五章

一粥一饭间的道膳养生法

一、药食结合方显养生本色

◎在吃饭的时候完成补益的任务

中国人向来重视吃，"民以食为天"的古训充分显示了吃在中国人生活中的重要地位。中国人长期的饮食实践除满足了口腹之欲，也积淀了丰富的食疗经验。原始社会，先民为了生存，在寻找食物的过程中，发现有些食物不仅能果腹，还能缓解身体的不适，于是这些食物又有了新的名字——药。《周礼》把专门掌管王室饮食调配的人员称为食医，也能看出食与医的特殊关系。卫汜引用扁鹊的话说：保全身体的根本，必须依赖于饮食；救治疾病的方法，只有凭借于药物。不知道饮食之宜的人，不能够充分地保全生命；不明白药物特性的人，不能够有效地祛除疾病。所以，饮食是能排除病邪而安定脏腑的，药物是能够恬神养性而补益心、肝、肺、肾四脏的真气的。

道教自汉末创兴以来，道教医学家在长期济世行医的实践中，又进一步发现一些食物不仅具有治疗和预防疾病的作用，而且还有抗老延龄的神功。人最宝贵的是生命，为了达到"与天地齐寿"的目的，道家传人们潜心挖掘各种食物延年益寿的特性，将其作为一种重要的养生手段。所以，孙思邈赋予那些善于运用食物来"平病、释情、遣疾"的医师一个美名——良工，就是医术高超的医生。

◎食补更胜于药补

道家认为治病应当药食并重，要把药疗与食疗结合起来，提倡用药食两攻的方法，"药食两攻，则病无逃矣"。但是与食物性平和，又无副作用相比，因"药性刚烈，犹若御兵，兵之猛暴，岂容妄发"，所以用药要十分谨慎，在采用"药食两攻"的方法时，要优先考虑食疗。"凡欲治病，先以食疗，即食疗不愈，后乃用药尔。"孙思邈在《千金翼方·养性养老大例》中说："君夫有疾，期先命食以疗之，食疗不愈，然后用药。故孝子须深知食药二性。"道家食疗重于药治的思想由此可见一斑。

所谓"药补不如食补"，其实也就是这个意思。根据中医理论，五味入胃、酸入肝、苦入心、甘入脾、辛入肺、咸入肾。不同食物与不同的内脏有特殊的亲和力，"肝苦急，急食甘以缓之"，"心苦缓，急食酸以收之"，"脾苦湿，急食苦以燥之"，"肾苦燥，急食辛以润之"。因此我们要"虚则补之，药以祛之，食以随之"，就是说治病不能单靠药物，必须密切配合饮食调理。以日常食品作药，调治疾病、健体养生，也就是食疗，是现如今很时尚的行为。饮食疗法、以食代药，在现实生活中不仅可行，而且非常必要，优势也极其明显。

一般人都认为食补是个慢功夫，没有一天两天见效的。其实见效快慢也分具体情况，有时食疗也是迅速奏效的。比如感冒初起，风寒外袭，取生姜几片、葱白几段，急火煎汤，趁热服下，略微发汗，通常可以立即见效。又如冬瓜鲤鱼汤，消退某些水肿时显效也很神速。

日常养生可以引食入药，也可以引药入食。将中药中的四性、五味、归经等理论运用到食物之中，指导饮食。

把药与食结合起来疗疾养生，堪称中国特色，尽显养生本色！食疗养生是个宝，人生一世不可少；药食同源安全高，简单快捷方法好。

二、药膳——食与药的完美结合

◎粥是世间第一补人之物

从黄帝始烹谷为粥至今，中国人吃粥的历史已有数千年之久。4000年前粥还仅仅具有食用价值，从2500年前开始，它的药用价值就渐渐被挖掘出来，如汉代医圣张仲景就曾嘱咐病人在喝完药之后再吃些热稀粥，有助药力的散发。进入中古期后，粥更是把食用与药用的功能完美融合，上升到了带有人文色彩的养生高度。

古人认为："粥饭为世间第一补人之物。"《医药六书药性总义》更称赞"粳米粥为资生化育坤丹，糯米粥为温养胃气妙品"。中医认为，粳米有治诸虚耐损、强阴壮骨、生津、明目、长智的功效。粳米煮粥可以补中益气、健脾养胃、益精强志、强壮筋骨、和五脏、通血脉、聪耳明目、止烦、止渴、止泄。谷类富含蛋白质、脂肪、糖类、多种维生素和矿物质等营养物质，经慢火久熬之后，质地糜烂，甘淡适口，很容易被消化吸收。而脾胃居于五脏中心，为中土之脏，"中土之气旺，则各脏自强，胃气一败，百药难施"。脾胃是后天之本，饮食为营养的来源，粥养正是为了补益胃气、顾护中土，是扶助正气的一种自我养生法。

宋代张耒在《粥记》中说："每日起，食粥一大碗，空腹胃虚，谷气便作，所补不细，又极柔腻，与肠胃相得，最为饮食之妙诀也。"食粥可以成仙听起来略有夸张，但能延年益寿却还是可信的。清代养生家曹慈山给大家总结了一首《粥疗歌》："要想皮肤好，粥里加红枣。若要不失眠，煮粥添白莲。心虚气不足，粥加桂圆肉。消暑解热毒，常食绿豆粥。乌发又补肾，粥加核桃仁。梦多又健忘，粥里加蛋黄。"这首诗歌向我们介绍了粥的诸多养生功效。

◎神仙粥——恢复体力，固精，止尿频

每每和老年朋友谈起养生的话题，不管是身体依然强健的，还是常年泡在药罐子里的，大家都顿时两眼冒光、兴致勃勃。我们已经进入全民养生的时代，随便谁家的茶几下或皮包里，都能翻出几瓶价格昂贵、电视广告做得红遍大江南北的保健养生药，大家聚到一起一个主要的话题就是交流吃这些养生保健药片的心得体会。经常有人问我："看您面色红润，平常都吃什么养生保健产品啊？"我回答："从来不花那冤枉钱！"看到他们怀疑的眼神，我还会再补充一句："老祖宗千百年前就告诉我们了，药补不如食补啊！"

以前有个朋友介绍一位退休老大哥让我帮看病，他说自己很苦恼，总觉得精神疲惫、腰酸无力，怎么休息都缓不过来，没有胃口吃东西，记忆力也越来越差，而且经常想小便，有时还遗精，看了好多医生也吃了不少药，苦没少吃，就是没什么效果。一听他这情况，我当时就跟他说："别着急，别上火，我告诉你个不

受罪的法，保准能有效。""什么法？不受罪还能有效？""喝粥！""喝粥？喝什么粥？""神仙粥！""神仙粥？那可上哪喝去啊？"看着老大哥吃惊的样子，我说："哪也不用去，就在家自己做！方法很简单，把500克山药蒸熟，去皮。250克去壳的芡实，煮熟后，捣烂，加500克粳米，如果能再加100~150克韭菜子磨成的粉末就更好了。慢火煮成粥，空腹时吃。"老大哥还是有点半信半疑，我又给他吃了颗定心丸："放心吃吧，这粥在唐朝可火着呢，修炼的道士们没少吃呢。"

这粥怎么就这么神奇呢？我们来看看它的组成。先说山药。我国食用山药已有3000多年的历史，自古以来就被誉为补虚佳品。清末医家张锡纯说："山药之性，能滋阴又能利湿，能滑润又能收涩。是以能补肺、补肾、兼补脾胃……在滋补药中诚为无上之品，特性甚和平，宜多服常服耳。"现代研究证明，山药最大的特点是能够提供大量的黏液蛋白，这种多糖蛋白质能预防心血管系统的脂肪沉积，保持血管的弹性。而芡实可以益精神，令耳目清明，开胃，治小便不禁、遗精。粳米可以健脾胃、补中益气。韭菜子有补肾助阳、固精止遗、健脾暖胃的功效。

其实从这款粥的名字就可以看出古人对它的钟爱。

◎仙人粥——养肝补肾，抗衰老

这款粥的名字听起来就带着灵妙之气，之所以会有这一名号，大概是因为粥里最主要的成分是制首乌。制首乌是炮制后的何首乌，关于何首乌有很多传说故事。

唐代李翱在《何首乌传》中详细记载了这样一个故事：从前有

个叫何田儿的人，自小体弱多病，到58岁还没娶妻生子。他非常喜欢道家仙术，拜了师傅，一天和师傅进山采药，晚上睡在山石上，迷迷糊糊中看到两株藤虽隔着三尺多的距离，苗蔓却一会缠在一起，一会又分开。他觉得很稀奇，天一亮就把这株植物连根挖出，带回村里，问遍了所有的人也没人知道这是什么东西。这时山中来了一位老者，跟他说："恐怕这两株奇异的植物是天赐良药，你既然还没有孩子，就把它吃了看看吧！"何田儿觉得有些道理，于是就把挖来的植物研成细末，每天早晨空腹用酒送服一钱，几天之后他开始感觉到身体有力气了，又坚持服了几个月后，身体越发强健，而且精力充沛，于是增加到每天服用两钱，一年后他身上的老毛病都好了，花白的头发都变成了黑色，苍老的容颜也变年轻了，看起来像个小伙子，于是他下山娶妻，10年之内生了好几个儿子。他和大儿子继续服此药，两个人都活到160岁，大儿子到130岁时头发还是乌黑的，因为大儿子的名字叫首乌，于是就把这神药取名何首乌，作为传家宝一代代传了下来。有个叫李安期的人，和首乌关系非常好，打听到了秘方并服用后，也成了老寿星，于是他的儿子李翱把这些内容记录下来，著书流传。

现代人也许没有古人那么强烈的长生愿望，但在有生之年活得舒服、活得健康、活得漂亮却是每个人的梦想。现代人生活压力大，经常会感到头昏脑涨、精神不振。更让现代人烦恼的是头发白得越来越早，脱发越来越多，既影响了形象，又失去了自信。有此困扰的朋友可以尝试一下《遵生八笺》中的一款药膳——仙人粥。其做法简便易学，制首乌30克，粳米60克，大枣5颗，红糖适量。先刮去首乌皮，切片煎浓汁去渣，然后和粳米、大枣一起入沙锅煮粥，最后放入红糖少许调味。早晚空腹食用，长期坚持有养血益肝、固精补肾、健筋骨、乌须发的功效。何首乌能补肝肾、益精血，大枣健脾益气，粳米和养脾胃、益精强志，红糖补血。诸料相配，共成补益先天之肾、和养后天之脾、抗衰防老之品。而且这款粥香甜可口，易于消化吸收。

食用仙人粥期间，忌吃葱蒜，煎煮时也忌用铁锅，以免影响了药力。

◎饧粥——润肺止咳，促进排便

饧是古时的"糖"字，就是用麦芽熬的糖稀。自古以来，人们的口味就是多样的，有些人好咸，有些人好甜，有些人好酸。好甜的人喝粥，常在粥里加入糖类。古时把这种加了糖稀和杏仁酪的粥称为饧粥。这款粥还与我国的节俗文化有关：中国的寒食节有食粥的风俗，唐宋以后，这款杏仁饧粥就成为一种普遍的节令食品。过去清明前后，街头巷尾总有卖饧粥的小贩吹箫招揽食客。晋代的陆翙在《邺中记》中有对这一民俗的简单描绘，说在古时并州，也就是现在山西太原一带有这样的习俗，为了纪念介子推，要断火冷食三日，在禁烟断火的日子里主要靠一些寒食来度日，其中就包括用杏仁酪、糖稀和粳米一起煮的饧粥，如"海外无寒食，春来不见饧"，"市远无饧供寒食"，"箫声吹暖卖饧天"。唐代诗人李商隐在《评事翁寄赐饧粥走笔为答》中道："粥香饧白杏花天，省对流莺坐绮筵。今日寄来春已老，凤楼迢递忆秋千。"从众多提到饧的寒食诗作中不难看出，古代过寒食节必须有饧食，没有饧食根本不叫过寒食节。

其实作为一款养生保健粥，我们不必非等到寒食节时再吃，平时就可以多吃，把50~100克杏仁用热水浸泡，去皮尖，用水研细熬膏，与250~500克糖稀混匀，每次喝粥时取1汤匙搅于粥内，随意服食。此粥能润肺止咳和胃，对肺虚咳嗽气喘、习惯性便秘都有很好的缓解作用。

《本草纲目》中说："饴饧用麦或谷芽，同诸米熬煎而成。古人寒食多食饧，故医方亦收用之。"李时珍还曾引用《集异记》中使用寒食饧治愈健将邢曹进眼目中的飞矢恶疾等病，说明了饧的功效。也就是说，从古时候起，饧粥就不仅仅是一款节日才喝的粥，很多医家都发现了它的药用价值，并且大力推广。

◎胡桃粥——意想不到的保健功能

胡桃就是我们生活中常见的核桃，也叫万岁子，在我国素有长寿果的美誉。它的补脑功效大家都听说过，看看核桃仁的外形，很像人脑的沟回，所以按《易经》同气相求和中医以形补形的理论，它对大脑的补益作用就不需过多解释了。其实作为世界著名的四大干果之一，它的营养价值和对人体的补益功效实在是太大了。有人做过测试，吃500克胡桃所摄取的营养相当于吃2.5千克鸡蛋或2千克牛肉或4.75千克牛奶。

它还有一些奇妙功效更是大家想象不到的。我曾经认识一个患有尿道结石的朋友，每次小便时都痛苦异常，虽然去医院做了碎石排石处理，但一时也不能完全排净，还是要时不时地忍受痛苦。听说了这事后，我让他赶紧给自己的食谱里增加一道粥。做法也很简单，4~5个核桃仁研磨成膏状，放到一边备用，再用100克粳米煮粥，等粥差不多熟时，把研好的核桃膏倒入粥里，继续煮，去掉核桃的生油气就可以喝了，早晚空腹时喝一碗。没过多久他就打电话跟我说，真是神奇啊，自从喝了这粥，小便时不疼了，而且大便也顺畅很多，身体觉得有劲了，气色也越来越好。这可是《本草纲目》中早就记载应用有效的方子，更何况它还是很多道家修炼的补养品。核桃甘温，通经脉、润血脉，补肾、养肺、润肠，所以是非常好的滋补品，大家经常吃，会感到筋骨越来越强健，肌肤红润有光泽，而且时间久了还会发现自己的头发越来越乌黑呢！

◎莲米粥——清火消目肿，固精止带

"采莲南塘秋，莲花过人头。低头弄莲子，莲子清如水。"自古文人雅士就对号称"花中君子""翠盖佳人"的莲花青睐有加。其实莲一身是宝，除观赏价值外，它的养生价值也很高。莲子也叫藕实，在《神农本草经》里被列为滋补的上品，称为水芙蓉。《食物本草》和《新修本草》中都说它气味甘平，无毒，主补中养神，益气力，除百病。久服能轻身耐老，不饥，延年。

古医书中记载了这样一个传奇故事，说大雁在郊野吃了莲子，莲子没有消化完全，随粪便排出体外，猿猴捡到了，藏到了石岩之中，过了很多年，莲子都没有腐烂变质。有人把它们拿回来煮粥吃，结果奇迹出现了，那人的寿命延长了许多年，可以和神仙媲美。故事虽然有些离奇，但古人用他们质朴纯真的笔墨描画了莲子的功效，能否成仙暂且不论，其养心安神、健脾补肾的功效还是确凿可信的。古人食之成仙的方法是这样的：用盐水浸泡煮沸莲子，去掉莲子芯和皮，再用河水把莲子煮数十沸，然后把米淘净加入莲子一起煮熟就可以了，粥的厚薄软硬可以根据个人喜好随意调节。城市里的人现在要想找到河水煮饭已经很不容易了，即便能找到河水，也担心水质的问题，不敢用来做饭，所以在现代养生我们就变通简化一下，换成清水就可以了。

这款粥不仅可以日常养生，也有很好的疗效。《普济方》里就记载了一个用莲子粥治眼睛红肿疼痛的食疗方，书中说："眼赤作痛，莲实去皮研末一盏，粳米半升，以水煮粥，常食。"这个食疗方说的是把莲子去皮后碾成细末再和粳米一起煮，不研末直接煮功效也是一样的。这款粥祛火的功效非常好。大家在上火时不妨一试。莲子性味平和，不寒不热，却有独特的清热祛火功效，谈笑间就退敌于千里之外，相比那些药力强劲的虎狼之药，日常的治病养生，我们更该选择这种平和而又疗效好的食疗方。

另外莲子还有涩肠固精的作用，所以常喝莲米粥还可以治疗小便频数、遗精、腰痛、久痢、崩中带下等症状。但对于本来大便就不太顺畅、比较干结的朋友就不太适合常喝这款粥了。

◎菊花粥——治疗风热感冒，清心利咽喉

"不止傲霜兼傲雪，世间无此耐寒心"的菊花历来被誉为长寿花、延寿客。它不仅是花中君子，更是药中圣贤。传统医学认为"久服利气血、轻身、耐老、延年"。苏东坡曾在诗中大赞它这一神奇功效："南阳白菊有气功，潭上居人多老翁。"清代的郑板桥也毫不吝惜笔墨作诗赞扬："南阳菊水多耆旧，此是延年

一种花。八十老人勤采啜，定教霜鬓变成鸦。"这也印证了医书上所记载的菊花有利气血、润肌肤、益颜色，令头不白的作用，服菊"百日，身轻润泽，一年，发白变黑"。民间还有句歌谣："菊花二朵一撮茶，清心明目有寿加。'"简明扼要地概括了菊花的药用价值。

日常养生中大家对于菊花更多是采用泡茶法，今天我再介绍一款菊花粥，给我们的餐桌增添点新花样，也丰富一下养生手段。主料是菊花10~15克，粳米30~60克。在霜降前，将菊花采摘去蒂，烘干或蒸后晒干，也可以放到通风处阴干，磨粉备用。然后用粳米煮粥，粥快煮熟时调入菊花末，再煮一二沸就可出锅食用了。早晚空腹时食用菊花粥，有滋养肝血、驻颜明目之效，对于秋季风热感冒、心烦咽燥、目红肿痛都有不错的疗效。《本草便读》中说："甘菊之用，可一言以蔽之，曰疏风而已。"何谓疏风，就是祛风解表疏散风邪。菊花可入肺，也可入肝，入肺能清热，入肝能清肝火明目。菊花性凉、微寒，所以这款粥特别适合在夏季食用，春、秋季躁烦之时也可以煮些吃，冬天最好不要吃，本身气虚胃寒、食少泻泄的人也最好少吃。另外菊花粥也是调理高血压、高血脂的佳品。

养生切不可操之过急，特别是对菊花粥的功效更是不能急于求成，前人早已总结出来："甘菊花……但气味轻清，功亦甚缓，必宜久服始效，不可责以近功。"养生不是一蹴而就的活儿，有耐心、有恒心，才能功到自然成！

◎燕窝粥——润肺止咳，细致皮肤

《红楼梦》第四十五回写到这样一件事，林黛玉遇着贾母高兴，多游玩了两次，过于劳神，于是咳嗽复发，而且比往常还重，只得在房中静养。一日，宝钗来看望她，劝黛玉道："古人说，'食谷者生'，你素日吃的竟不能添养精神气血，也不是好事。"又说："昨儿我看你那药方上，人参肉桂觉得太多了。虽说益气补神，也不宜太热。依我说，先以平肝养胃为要。肝火一平，不能克土，胃气无病，饮食就可以养人了。每日早起，拿上等燕窝一两，冰糖五钱，用银吊子熬出粥来，要吃惯了，比药还强，最是滋阴补气的。"当晚就派人给黛玉送了一大包燕窝来。

前面我们说粥是世间第一养人之物，对于妇孺老人、体质虚弱或大病初愈者尤是如此。而燕窝粥则是粥中的佼佼者，《本经逢源》中说燕窝是"食品中之最驯良者"，它既是山珍海味，又是名贵良药，可谓药食兼用。《本草从新》记载："燕窝大养肺阴，化痰止咳，补而能清，为调理虚损劳瘵之圣药，一切病之由于肺虚，不能清肃下行者，用此皆可治之。"我们看小说中所描写的林黛玉的病症，明显是肺痨且偏于阴虚，所以燕窝的功效正好对应了她身体的需求，宝钗虽不是医生，所说的话却非常符合中医理论，真不愧是美女加才女，深谙医道和养生之道。所以我特别想给现代女性提个建议，多了解些养生知识会让大家获益匪浅的。

燕窝分3种。金丝燕等燕类筑窝的时候会以唾液为主料，如果唾液丰富就不要辅料，这种燕窝色泽白润，叫白燕，因为古时候常作为贡品，所以也叫官燕。如果燕子筑巢时唾液不丰富，比如前一个巢被人取走了，又要马上筑一个，这时就会在筑巢时添加辅料，比如自己的羽毛。这种夹杂有很多毛的燕窝叫毛燕，质量当然没有白燕好。还有一种血燕，古人认为有时燕子唾液不够用，就会呕破血管，把血融进唾液中来筑巢，这时的燕窝就是红色的。现代人则认为燕窝的红色与燕子所吃的食物有关。

燕窝除了像宝钗说的有润肺的治疗功效，它也是养颜美容的佳品。那怎么服比较好呢？取糯米60克，燕窝6克（干品），先将燕窝用温水浸润，除去杂质、绒毛，再用清水洗净，加入糯米，先用武火煮沸，然后改文火煲2小时即可。燕窝性味甘平，能养肺胃之阴，补中益气，补而不燥，润而不腻。糯米同样性味甘平，有畅胃气、助消化、生津液的作用，两者结合而成的粥，长期食用，肌肤会变得润滑白皙，越来越美丽，比用什么护肤品都更绿色，效果更持久。

◎青精饭——益气除热，强身壮体

宋朝的《太平寰宇记》中有一个关于青精饭的故事：晋朝时，罗浮山酥醪洞有一个沙门，到广州去谒见南海太守袁宏。告别时，沙门对太守说，你派个小吏跟来，我送你点礼物，以表心意。小吏被带到一个类似世外桃源的地方，那里不仅自然景观清幽，而且仙鹤、猿猴之类的动物都在这里活动，仙鹤翔嘉树，猿猴戏溪涧。小吏尝了桃源洞的山桃，然后闭上眼睛，恍惚间冉冉腾空而起，只听得脚下风声呼呼，霎时便回到广州府。袁宏打开沙门送的锡钵，香气袭人，一团团青色的米饭，像珠屑一样，香润可口。原来，这是汉朝时在朱明洞天修炼太清神丹的朱灵芝真人始创的青精饭。罗山的高处，生长的一种植物叫南烛（俗名藤酸子），树形和栀子差不多，叶似茶而圆厚，冬夏常青，枝茎微紫色，大者长到三四丈高，结的果子像茱萸，紫红色，酸美可食。朱灵芝真人平时采摘南烛的叶子，捣成汁，用来浸白粳米，经过9次反复蒸晒浸汁而成青精饭。朱真人经常食用，益颜而延寿，因此人称青精先生。

美食家袁枚曾说："饭之味在百味之上，知味者遇有好饭，不必用菜。"用他这句话来形容青精饭是最恰当不过了。青精饭到底是什么奇妙的食品呢？早期的道教很注重清心寡欲，表现在饮食上，力主少荤腥，多食气，于是在这种理念的促使下，他们发明了一种保健食品，供平日在山中修炼时补益身体之用，据说效果非常不错。

青精饭最早的文字记录出现在道家名医陶弘景的《登真隐诀》中，最初只是道家炮制服食的方剂，作为"以谷断谷"的辟谷方法。传说长久食用这种饭不仅能充饥，而且会感到身体轻健，童颜复生，延年益寿。所以，后世一些隐居深山幽谷的清高之士，也做起青精饭来。

做青精饭用的是白粱米，也就是小米，要浸泡在南烛汁中。南烛又叫乌饭树，生长在南方。南烛还有一个比较通俗的名字，叫牛筋，因为用它的汁液浸过的饭吃后可以让人健如牛筋，所以得名。具体做法就是把南烛汁泡的小米经九蒸九曝，最后晒干。开始每天吃一匙，一个月后改为半匙，两三个月后减到三分之一匙。这么吃下来，据说能让人的肠化为筋，风寒不能伤，须如青丝，颜如冰玉。

青精饭是古代的名食，不光道士吃，很多文人也吃，只不过在历史的进程中渐趋衰落，现在知道的人少了。这可能跟后来许多隐士在饭中又加入不少名贵的药物，使做青精饭耗费的财力、人力越来越多，一般人难以做到有关系。杜甫就曾对李白说："苦乏大药资，山林迹如扫。""岂无青精饭，使我颜色好。"无钱买名贵药物，做不起青精饭，怎么能隐居修养，容颜健美呢。

如果大家有闲，又喜欢自己动手养生的话，不妨试试被古人力捧的青精饭，体会其中的神奇。

◎枸杞叶——补虚，增视力

清代葛云梦曾在《成仙秘方五十种》中讲过一个非常玄妙的故事，说很久以前有个奇异的赤脚大仙，在猗氏县散布了一个仙方，有一个老人遵照他的药方服食，活到了100岁，还能健步如飞，面貌依然年轻得像孩童，真的做到了长寿不老。这个老人到底吃了什么呢？东西非常普通，就是民间把它当作蔬菜食用的枸杞叶。把枸杞叶放到背阴的地方阴干，然后用无灰酒浸泡一晚上，捞出来放到日光下晾晒，晾晒七七四十九个昼夜，让它充分吸取日月的精华灵气，等干透了以后搓碎成细末，炼成弹子大小的蜜丸，每天早晚各服一丸，先细细咀嚼，然后用隔夜的百沸汤送下。什么是百沸汤，顾名思义，就是沸腾过很多次的水，中医里也把它叫作麻沸汤、太和汤和热汤。《本草纲目》中说这种水甘，平，无毒，助阳气，行经络。因为水经火多次烧开，得阳气不少，所以可以助阳气。至于无灰酒，就是没有石灰的酒，现在药用的话一般选质量比较好的黄酒或者白酒就可以。

枸杞叶可补虚明目，若煮粥吃，则效果更好。陕西民间还有以枸杞叶代茶饮的风俗，是取枸杞叶清热止烦渴的功效。日常食物好好利用也能发挥养生的巨大作用。孙思邈就特别重视药菜的日常食用，"所有资身，在药菜而已"，认为药菜"料理如法，殊益于人"，意思是如果这些有药性的食物制作的方法讲究一些，对人的好处会特别大。在众多药菜里，他最重视枸杞叶，在他的代表作《千金要方·食治》中将枸杞叶列为菜蔬之首。在《千金翼方·饮食》中也提到枸杞在日常生活中的多种吃法，说明枸杞叶不仅是一道不错的菜品，同时对身体的补益作用也相当了得。

枸杞叶味甘，微苦，善入肝肾二经，与米煮粥，补脾胃，益肝肾，明眼目。《太平圣惠方》说："枸杞叶粥，治五劳七伤，房事衰弱。"枸杞叶粥的做法很简单，枸杞叶250克，切碎，和100克粳米一起煮粥。枸杞叶稍有苦味，但不明显，和粳米一起煮成粥后，苦味就更不明显了，反而会有一种清香，带着淡淡的甜味，口感很不错，而且没有副作用，可以长期服用，对夜盲症、弱视患者疗效颇佳。但这种补益作用效力较慢，需要长期食用才能看出效果，不可心急。

◎粳米——补五脏，保护胃气

米是我们再熟悉不过的粮食，是一种很平常的主食。它除了能充饥，还有很好的养生作用。现在很多关于主食没营养，可以不吃的说法，是有悖于古代传统养生理论的。粳米禀天地中和之气，属味甘、性平的食物。传统养生学认为粳米益气、补中、止渴、止泻、壮筋骨、益肠胃、通血脉、益精气、聪耳目。《滇南本草》记载："治一切诸虚百损，补中益气，强阴壮骨，生津，明目，长智。"它怎么就有这么大的神功呢？古人早为我们把答案总结出来了，说粳米专入脾、胃二经，也兼及其他脏腑，所以它就像营养液一样，供养着五脏血脉，五脏内的水液也都主要是由它充盈的。外在的表现是全身的筋骨肌肉皮肤都因为有了它的供养而强健。对于人体来说，没有粳米供给基础物质，养生就无从谈起。所以传统的名汤剂，如白虎汤、桃花汤、竹叶石膏汤等，组方中都会有粳米，用它来固中清热。宋代有医家说："粳米以晚白米为第一……和中五脏，外益胃气，其功莫逮。"按这种说法，补益五脏、胃气，没有什么能比得过粳米的了。

道教灵宝派在《太上灵宝五符序》卷中也记载了一个服食粳米的散方，也是以粳米为主要原材料，把粳米和酒按1∶3的比例放在一起浸泡，泡好后吃米，坚持吃一个月。道士们修炼时也经常制作这种药食。除了煮饭，粳米熬煮出来的汁液也可以用来治疗心痛、烦渴、热毒、下痢，如果煮粥时再加入一些芡实还可以益精强志，令人耳聪目明。粳米粥最上面一层粥油，能补液填精，对病人、产妇、老人最滋补。

同是粳米，因为产地及成熟的时节不同又有性味的区别。李时珍根据实践经验为大家总结了规律：北粳凉，南粳温；赤粳热，白粳凉，晚白粳寒；新粳热，陈粳凉。早米受气早，所以性温而质多黏，脾有湿滞的人最好不要吃。晚米受气迟，其性稍凉，而晚白粳米性滞，产在高地的米质硬，产在洼地的米润性阴。但不管是什么地方、什么时节产的粳米，它们都有个共同的特性就是固中，很多药方都用它来佐助，如果其他药性偏苦寒的话，用粳米的甘缓之性中和一下能保护胃气不受苦寒的损伤，身体的热与烦也会因为粳米的平和之气而得到控制。

粳米是我们太常见到的东西，天天吃也没觉得身体有什么大的变化，但一旦把它颐养的特性发挥出来，它的效力就非常巨大，千万别小看了它。如果入药的话最好用多年的陈米。大病之后脾胃虚弱或烦热口渴的病人可以常喝粳米粥，你会发现自己的脸色越来越滋润，这是粳米通畅血脉的作用显现出来了。有一点要注意的是用粳米煮食的话会偏寒，吃多了会生痰，所以本身痰盛的朋友最好不要食用。如果是胃热的朋友就不要多吃炒粳米，《随息居饮食谱》中说"炒米虽香，性燥助火"，会加重胃热的病情。糖尿病患者也不适合过量食用粳米。

想不到小小米粒里有大乾坤吧，所以多了解些日常养生知识，寻常食品也能显神功！

三、药酒——百药之首

关于酒的起源有两种说法，一说夏禹时代的仪狄发明了酿酒，一说酿酒始于夏代的杜康。

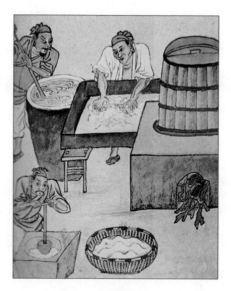

制酒图

相传4000多年前，河南汝阳县城北郊有一条小河，河边有一棵空洞的桑树，人称空桑涧。杜康的家就在空桑树附近。杜康把吃剩下的饭倒进桑树的空洞里，日久发酵飘出浓郁的香气，杜康受此启发，酿出美酒。"清醴之美，始于耒耜。"

酒一进入人类的生活，就发挥独特的功用。人们发现它不仅能充饥、解渴，还有解乏、御寒、提神等药用特性，使人类受益匪浅，所以称它为"百药之长"，这说明在众多的药中，酒是效果最好的药。古代医生给病人治病时，就多用酒来做药。《黄帝内经》中即辟有专写酒疗的"汤液醪醴论"，醪和醴都是酒类。《素问》中论述治疗肌肤麻木的方法，说"经络不通，病生于不仁，治之以按摩醪药"。酒与药有密不可分的关系。

道家对于酒，更看重酒的养生保健功效。道家历来有"无花无酒不成仙"之说。酒有许多种，其性味、功效大同小异。一般而言，酒性温而味辛，温者能祛寒疏导，辛者能发散疏导，所以酒能疏通经脉、行气和血、祛风湿散结止痛、温阳祛寒、疏肝解郁、宣情畅意；酒又是五谷酿造的精华，所以还能厚肠胃，因此被广泛地应用于修持之中，形成以滋补助功为主，疗效涉及各种病症的道酒。

著名的《神农本草经》中说："大寒凝海，惟酒不冰，明其热性，独冠群物，制药多用之以借其势。"这说明，早在古代，我国的医家们就已经认识到了酒对于药效的作用，酒可以使药力外达于表而上至头面，使理气行血药物的作用得到较好的发挥，也能使滋补药物补而不呆滞。在我国的传统医学中，更将酒与药有机地结合起来，将具有某些功效的药物与酒同用制成药酒，用以防治疾病或保健补益。

道教养生学说普及以后，人们受其影响喜欢在酿酒过程中加入一些草药、鲜花、果皮等，以中草药的补益作用来缓解酒对人体的侵害。唐代是我国配制酒大发展的时期，节日饮的特种酒，如元日屠苏酒、端午蒲黄酒、重阳菊花酒都是配制酒。唐宪宗在宫中采凤李花为原料，酿造李花酒，取名"换骨醪"。岐王李范死后，仅陪葬药酒就有30余种。像我们熟知的"新丰美酒斗十千"中的新丰酒、"兰陵美酒郁金香"中的兰陵酒都加入了药物的配料。

酒与药的结合是饮酒养生的一大进步，道家研制酿造了许多种用于养生保健方面的美酒。

◎神仙酿酒方——让血液流畅，御寒

在大家的印象中，道家中的高人都是仙风道骨、仙袂飘飘、神

清气爽、精神矍铄、不怕严寒的状态，确实，道家中人不断的修行也正是为了达到这样的一种境界。在他们使用的众多手段中，饮酒是比较多用的，神仙酿酒方主用地黄和天门冬。此二物入酒能"补虚劳，益清气，令人健饮食，耐风寒，美颜色，肌肤光泽，延年"。

做法也不是很难：生地黄5千克；生姜1千克，刮去皮；天门冬2.5千克，剥皮。把这三样都切碎，放在一起捣成碎末，再用大约50千克的上等黄酒浸泡，然后分开放到两个腹大口小的瓶子里，把瓶口密封好。把瓶子放到大锅里煮，煮到瓶塞被蒸汽顶开，热气喷薄而出就可以了。冬天的时候，把酒温热了喝，喝完躺下，能感觉到药气像一股热流，流布全身。全身的血脉都通畅舒展，能感觉到皮肤慢慢变得红润。

北方的朋友可以试试做点喝，长期饮用有助于耐严寒、健肠胃，喝酒的女性朋友也可以尝试。女性一般手脚易发凉，这个酒可以帮助缓解体凉的症状，还能增强身体的抵抗力。做的时候可以按比例减少药物和酒的量，毕竟现在家里很少有能煮50千克酒的大锅了。

◎健体仙酒方——强筋健骨，活血祛瘀

道教灵宝派还研制出了一种健体强身的仙酒，酒方也收录在了《太上灵宝五符序》中，用白术、地黄、五加皮各500克，五加皮也就是刺五加，用的时候要削去外面的刺皮，把它们都磨碎，放到4.5千克水里煮，煮完剩下3.5千克左右汤液，去掉渣滓，加入酒曲酿3千克软黄米，方法和酿酒一样。酒熟后，每天服3次，每次根据个人

123
第五章 一粥一饭间的道膳养生法

酒量随意饮用，以不醉为限。

五加皮的作用很多，现在脑血栓、脑梗死的患者在医院经常会用刺五加注射液。它能扩张血管，降血压，改善血液循环，还能治疗神经衰弱，有很好的强筋健骨的作用。但是阴虚火旺的人不适合食用。这种健体仙酒如果能坚持喝两个月，气力会大很多。血脂、血压高的人喝还有利于降到正常值。

◎地黄神酒方——补益肝肾，生精壮骨

以长生成仙为基本信仰的南朝道教灵宝派曾传下一个能"治百病五劳七伤，续骨连筋，填骨髓，久服延年"的服食药方——地黄神酒方。

用秫稻米也就是糯米30千克做粥，弄烂去滓，剩得10千克左右，加入好麦曲1.5千克，让它慢慢飘出酒香，再取生地黄10千克，晒干捣碎，再做5千克米饭，把这些东西放到一起搅拌均匀，放入坛子中，用泥封口，过几天，等地黄熟了，再绞除渣滓，做10千克米饭加入其中一起发酵。等酒做熟了，每天喝3次，长期坚持饮用能延年益寿。此酒是用麦面、米饭加热发酵产生的酒，所以其味清醇而不燥烈，滋养肾阴之力强。肾主骨生髓，养肾阴则可填骨髓。如果有因骨髓造血功能障碍引起的再生障碍性贫血，就重用生地或熟地滋补肾阴，充填骨髓，可以获效。

古代很多人都喜欢自己做酒，现代人崇尚简便快捷的生活方式，也许看到这种酒的制法会觉得很烦琐。那么我们还有一种适合现代人的简易方法：60克干地黄洗干净，切成薄片，倒入干净的坛子里，再倒500克白酒，把坛口封好，浸泡7天以上就好了，每晚睡

前喝15~20毫升，也同样能达到养血凉血、舒经通脉的功效。

这款药酒有此神效"军功章"有地黄的一大半。道家经典《抱朴子》记载："楚文子，服地黄八年，夜视有光……"《本草纲目》中还有这样一段关于地黄的记述，说生地黄可以治一切心痛，不管是新病还是老病。曾有一人得了这种病，深以为恨，临终时嘱托家人在他死后要解剖尸体，看看到底身体哪里出了问题，家人听从了他的话，剖尸后果然找到一条长约一尺的大虫，头似壁虎，于是把它放到了竹节中，每次吃饭时也顺便喂喂它，有一次吃用地黄汁和面做的饼，也用这种饼喂了这条虫子，结果虫子随即就死了，于是人们总结出了用地黄治这种虫病的药方。另外凡是肝血亏虚、月经不调、肾阴不足、盗汗遗精、腰膝酸软、精血两亏、耳鸣目眩、须发早白，都可以把地黄作为主药来调理。对于因阴血不足、筋脉失养所导致的肢体麻木、疼痛、吐血，地黄酒的疗效也是非常好的。

◎地黄枸杞酒方——滋肾补血，益髓填精

我们上面着重讲了地黄，也讲过枸杞，现在把这两种药物配在一起，看看养生的功效到底怎么样。

还是先说说古人做酒的方法。取枸杞根茎50千克，洗干净后细细磨碎，放进大锅里煮，煮出25~30千克汁液，过滤去除渣，再取地黄10千克，洗干净，捣绞取汁，把两种汁液混合，加入捣好的酒曲1.5千克，放到一边备用，再做15千克左右的小米饭，把混好的汁液浇到米饭上，挤去渣，开始酿酒。酒熟后就可以根据个人酒量随意饮用，以不醉为宜。此酒能去除百病，对风湿、心肺之气不足特

别有益。如果想让眼睛明亮，再取1克左右的地肤子屑，用酒送服。地肤子长于清热除湿，若属湿热熏蒸致目不明，才可用之。服药期间要禁房事、猪肉、生鱼、堇菜。

日常保健滋肾补血、益髓填精、乌须黑发，我们可以把这一配方简化一下：准备熟地黄、枸杞子各50克，白酒500克。熟地黄洗净泡开，掰成小块，枸杞子洗净捣碎，然后一起放入酒中浸泡10天即可饮用，每晚饮服20~30毫升。这种酒的补益作用不是很峻猛，适合长期保健。

◎制神仙酒秘方——祛风湿，治疗关节疼痛

清代葛云梦潜心修炼，汇集心得著了一本《成仙秘方五十种》。在这部著作中记载了制神仙酒的秘方。神仙酒其实就是五加酒。《神农本草经》记载："五叶交加者良，入药系用其根皮，故称五加皮。"有的书中把五加称为"文章草"，说："文章做酒，能成其味，以金买草，不言其贵。"它为什么这么金贵呢？原来古人认为："五加者，五车星之精也。水应五湖，人应五德，位应五方，物应五车。故青精入茎，则有东方之液；白气入节，则有西方之精；赤气入花，则有南方之光；玄精入根，则有北方之黏；黄烟入皮，则有戊己之灵。五神镇生，相转育成，饵之者其仙，服之者反婴。"意思是说，它是五神转化而生，吃了它可以羽化成仙、返老还童，能不金贵吗！很多中药都可以泡酒是古代医家的共识，但"唯独五加皮与酒结合，且味美"，"其气与酒相宜，酒得之其味较佳也"。可见五加皮酒不但有滋补的作用，它的味道也相当好。

说起五加皮酒，历史上还流传过一段佳话。很久很久以前，浙江西部严州府东关镇的新安江畔有一位青年，为人忠厚老实，且有一手祖传酿酒手艺。一天，东海龙王的第五个女儿佳婢来到人间，爱上了这位质朴勤劳的青年，后两人结为伉俪，仍以卖酒为生。佳婢见当地百姓多患风湿病，于是建议青年酿造一种既能治病又能养生的酒。经佳婢指点，青年在酿酒的过程中加入了五加皮等名贵中药，给此酒取名五加皮酒。酒酿好后，酒香扑鼻，甘香可口，没有药味，喝了以后能舒解疲劳，祛风湿强腰膝，对筋骨拘挛、手足麻木、关节酸痛、腰疼腿软都有很好的疗效，无病之人常喝能健骨强身，益寿延年。

传说上古仙人制五加皮酒的方法是这样的：把刮去粗皮的五加皮和地榆各0.5千克装到袋子里，放入大约12.5千克无灰酒中，把酒缸口封好，在酒缸上放100克米，一起放到大锅里，用文武火煮，等到米熟了，酒就酿好了。我们也可以简而化之，把400克五加皮装入纱布袋内，连同60度左右白酒1千克一同放入酒坛内，密封浸泡10天后取酒饮用。每天两次，每次饮30毫升。或者根据个人酒量调整，以不醉为佳。现代研究表明，每天喝一杯五加皮酒，能预防胆结石、抗癌，所以它还享有健康食品的美称。

◎胡麻酒方——润肠补肝肾

胡麻酒是古人常用的一种防病治病、延年益寿的酒，"治虚劳，补五脏，久服延年不老"。胡麻就是我们日常吃的芝麻。入药多用黑芝麻，能滋补肝肾、养血润肠、生长肌肉、填充脑髓、乌须发等。

如果把黑芝麻加入酒中，借酒力行药势，补肝肾、益气血的功效更显著。南朝灵宝派在《太上灵宝五符序》卷中也有这样的服食药方：把30千克黑芝麻熬出香味，杵成泥状，搅拌到约50千克的黏高粱饭中，然后按照平常的酿酒方法酿制。酒酿成后按自己的酒量随意饮用，经常饮用可令肌肤润泽。

黑芝麻可治疗精血不足引起的须发早白、头晕眼花等症。又因其油润多脂，故能养血润燥、滑肠通便，《神农本草经》说胡麻仁"主伤中虚羸，补五内，益气力，长肌肉，填髓脑"。《本草备要》说其"可益肝肾，润五脏，填精髓，坚筋骨，明耳目，耐饥渴，乌髭发"。由此可见，此酒用药虽单一，但是效力很大，且制作简便，饮之无苦涩之味，是老少咸宜的保健药酒，常喝可使五脏精气充盈，耳聪目明，延缓衰老。老年性精血亏损、头晕、便秘患者经常饮服能获得较好的疗效，对青壮年病后体虚的辅助治疗也颇佳。

有位跟我差不多大的朋友，近几个月常常头晕眼花、精神萎靡、腰酸，吃了一段时间中药后病症基本好转。过后他想找些巩固保养的方法，问我有没有更简便的治疗方法，我给他推荐了这款胡麻酒，告诉他可以用比较简便的方法自配。准备胡麻仁140克、黄酒1000克，如果胡麻有杂质就要先清洗一下，去除杂质，如果本身干净就可以直接用。把胡麻炒出香味，放到瓷器中捣烂成泥。然后把黄酒倒入瓷器内，同药泥搅匀，加盖密封，放到阴凉干燥处。每日晃动数下，7天以后澄清即可饮用。每日三餐时可随量饮用，两个月后强身健体的作用就显现出来了。

四、药茶——茶为百病之药

如果说药酒在使用中还有一些局限，不能应用在所有人身上，那么茶则可以应用到不饮酒的人群中。听说过有人戒酒、拒绝饮酒，但想必几乎没有人会坚决戒茶的。

茶可以养生保健，也可以治疗多种急慢性疾病，更可贵的是极少有毒副作用。我国茶养茶疗的历史源远流长，考古学家认为，早在5000年前，人类就发现了茶。相传"神农尝百草，一日遇七十毒，得茶以解之"。我国关于茶最早的文字记录，距今也有2000多年的历史，最早的诗歌总集《诗经》中就有这样的诗句："谁谓荼苦，其甘如荠。"并且有很多医书中都提出茶有解毒治病的功效。

道家也早就发现并重视茶的养生保健作用了，晋代道家名医陶弘景就曾说："茗茶轻身换骨。"古代对茶研究最深入的当数被后人尊称为茶神、茶圣的唐代的陆羽，他集生平之体会，写了第一部关于茶的专著——《茶经》，详尽介绍了关于茶的各方面知识。可见到了唐代，人们对茶的药用价值的重视与研究又前进了一大步。《唐本草》《本草拾遗》中已有用茶治疗瘘疮、小便不利、痰热渴、气逆、宿食、瘴气等病症的记录。《外台秘要》中也专设"代茶新饮方"一节，记述药茶的制作、使用、主治病症。《千金方》中更具体地介绍了10余首药茶方。

到了宋元时期，药茶的运用不断发展，《太平圣惠方》一书记有"药茶诸方"，其中记载了8种药茶的名称。宋朝太医所编的《和

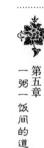

济局方》，记有现代人仍在使用的治疗偏头痛、鼻塞、发烧、四肢疼痛、妇女疼痛等自主神经失调症的川芎茶调饮。元朝太医忽思慧的名著《饮膳正要》中载有玉磨茶、清茶等内容，由此可知药茶的使用范围扩大到了宫廷。

到了明清时期，药茶的应用范围、制作和服用方法等内容都被大大地充实和完善了，在宫廷中更是发挥着强身健体、祛病延年的功效。慈禧太后在食疗保健上就有个鲜为人知的秘密，每当身体不适或患了小病的时候，就饮用各种代茶饮料。《慈禧光绪医方选议》中也记载了大约20个代茶饮方。

其实药茶一直以来都在民间广为流传，如山楂茶、川芎茶、枸杞茶、乌梅茶、丹参茶、艾叶茶、生姜茶、决明子茶、柿蒂茶、何首乌茶、菖蒲茶、菊花茶等，都是把单一味道的原料放入水中，煮沸后代替茶水饮用，以获得药效。

历代医家、道家探究出的茶的功效不下几十种：解毒、解表、祛痰、止痢、清心明目、生津除烦、益气疗饥、止血补血、消食醒酒、行水利湿、止渴生津、清热解暑、坚齿防龋、防衰抗老、通畅大便、抗菌防癌、降脂降压、防治冠心病和动脉粥样硬化等。可见茶实在是不可多得的药食。

◎制神仙茶秘方——轻身健体，止盗汗，祛斑

前面我们提到清代的葛云梦在他的《成仙秘方五十种》中介绍了多种能延年成仙的粥方、酒方，而如此神奇的茶他又岂能忽视呢！他在书中给后世修道者介绍了他研修的一个重要成果——制神仙茶秘方。

在4月桑叶最茂盛的时候采摘一些备用，等到10月霜降后，桑树上的叶子已经凋落大部分，还有一些留在枝头，那些剩下的叶子就叫神仙叶，把它们采下来，和前面采下的叶子一起阴干然后切成细丝，代替茶叶，可以泡水喝，也可以煎煮。听起来好像挺简单，大家可能会对它的疗效产生质疑，葛云梦接着用了个具体的案例来佐证神仙茶的神妙之处。

他说从前有个老人，就用这种桑叶代茶饮用，活到120岁，身体依然很健壮，每天可以走500里路，而且速度极快，能追得上奔马。后来除了每天喝桑叶茶，还增加了炼服丹药的项目，活到200岁后的去向就没人知道了，他的亲人也多效仿他用桑叶代茶饮用，大部分都很长寿。这个故事带有神仙道化色彩，现代人多少会有些质疑，但大家可不要质疑桑叶茶对人体的养生价值。

桑叶味甘苦，性寒，归肺、肝经，能疏散风热、润燥、清肝明目。特别是冬至后采摘的桑叶，我们称为冬桑叶或霜桑叶，效果更好。如果有夜间盗汗的朋友，可以尝试用米汤冲泡霜桑叶，每天一剂，很快就能见效。这个方法早就得到过古人的验证。《夷坚志》中说严州山寺里有个游僧，形体非常消瘦，饮食也很少，每晚睡觉都满身是汗，等到天亮时衣服都湿透了，就这样忍受了20年，都没找到可以医治的药物。寺里的一个监寺僧听说了，很是同情他，对他说："我有个绝妙的验方，可以给你治治。"没曾想经他一治，20年的顽疾3天就痊愈了。他到底用的是什么神奇的药物呢？其实就单用了桑叶一味，趁着露水采摘，焙干后碾成碎末，每天6~7克，空腹时用温水调服就可以了。

对于爱美的女性我还有一方相赠，这个方子还是用桑叶。把桑叶放到蒸锅里隔水蒸熟，消毒去除杂质，晾干了备用。然后每天用15克桑叶以沸水冲泡饮用，一个月为一个疗程，一个疗程后基本就能看到脸上的黄褐斑淡化了，再继续坚持一个疗程，淡化的程度就会更显著。

小小的桑叶多么神奇，不仅可以轻身健体，延年益寿，还能令容颜美丽！

◎二子茶——益肝肾，止咳喘

我曾经遇到过这样一位患者，她常常觉得右肋痛，腰酸腿软，头晕目眩，耳鸣眼涩，口燥咽干，而且晚上经常失眠多梦，浑身总觉得不自在，干什么都没兴致，吃了不少西药也不能彻底改善症状，很是苦恼。我建议她试试一些简单的小验方，比如把五味子6克、女贞子12克磨成细末，用水冲服或煎服，每天当水喝，看看有什么变化。最初她对我这小验方将信将疑，觉得用的东西太少、太简单，而且也不是什么名贵药物，但一时也找不到更好的办法，反正每天只是泡茶喝，索性就把这两样东西当茶喝吧。喝了一段时间后，她特别兴奋地向我报告，说别看这两样东西简单、便宜，效果还真比她以前吃的药都好，至少现在已经不觉得右肋痛了，而且腰膝也有劲了。

别看这个小方子只用了两味简单的材料，功效可大着呢！先说这五味子，为什么叫五味子，因为它皮肉甘、酸，核中辛、苦，皮肉与核都有咸味，五种味道俱全，而酸味更胜，所以我们多利用它收敛可止之性来止咳、止喘、止遗、止汗、止泻。《黄帝内经》记载："酸入肝，辛入肺，苦入心，咸入肾，甘入脾。"五味子五味俱全，所以孙思邈曾说我们要"五月常服五味子以补五脏之气"，清代的光绪皇帝就曾听从孙真人的劝谏经常服用五味子，以益肺金之气，上则滋源，下则滋肾。

再来看看女贞子，它性凉，味甘、苦，归肝、肾经，所以也有清热明目的功效。五味子和女贞子合用，对于肝肾阴虚所导致的各种症状都有疗效，患病毒性肝炎的朋友常喝这种茶也可抑制肝损伤。如果手脚心热、夜间汗多、舌红少苔，那这款养生茶就再适合不过了。

◎蜂蜜黄精茶——强身健体，增强抵抗力

蜂蜜对人体的滋补妙用前面我们已经有所介绍，如果在蜂蜜里再添加一些其他的药食就能使功效更强大。有一款老幼皆宜的饮品就是用蜂蜜和黄精搭配而成的，不仅能保健，还能治病。

黄精我们在前面也讲过，历来就是仙家服食养生的佳品。徐铉在《稽神录》中记述了这样一个传说：临川一个叫唐遇的士人虐待婢女，这个婢女不愿当唐遇的妾，于是逃入山中，饥饿难耐时就拔草根吃，吃到一种草根特别甘美，而且充饥的效果还特别好。一天晚上这个女子睡在树下，听见风声，以为是老虎来了，一着急腾身一跃就上到了树梢，从此之后晚上她都睡在树梢上，以这种草根为食。后来她的家人上山砍柴看到了她，可是只要一靠近她，她就腾身上树了，家人回到家中商量怎么能把她带回来。有个老者说，她一定是吃了什么奇异的仙草，可以给她准备点肉食吃以降低她的功力。姑娘看到肉后，大吃一顿，家人从藏身的草丛里出来，姑娘

想腾身可是怎么也跳不起来了，于是把她带回家了。问她这么久靠什么充饥，她给大家拔了些她吃的草回来，人们才知道原来就是黄精。

黄精辅助正气的作用跟蜂蜜配伍就更明显。蜂蜜黄精茶的制作稍微费点时间，先要用清水把黄精浸泡一天，然后加入3~4倍的水，放入锅内煎熬半天左右，滤除黄精渣，不断搅拌浓缩黄精汁至黏稠状时加入等量的高浓度蜂蜜混匀后即起锅。每日当茶饮用，能强身健体。

◎三花茶 ——泻火解毒，健脾益胃

日常生活中不少人喜欢喝菊花茶，这是个不错的养生习惯，我们在前面给大家介绍过菊花粥，对于菊花的养生价值大家已经有所了解。如果想让养生的效果更好，口味更佳，我们可以泡制一道更丰富的三花茶——把6克荷花、3克金银花、10克菊花、15克山楂放入500毫升清水中，煮沸即可饮用。既然原料比普通的菊花茶复杂，功效当然也会相应地增加。

从养生保健的角度来看，荷花全身都是宝，除了有观赏价值外，它还是药食中的名门望族，在药膳中使用极广。荷花味甘、性平、温，能清肺热、去湿消肿。金银花味甘、性寒，能清热解毒。相传，孙思邈有一天在看病的路上口渴了，看到两姐妹在晒药，就上前讨水喝，姐妹给他端来碗茶，孙思邈一口气喝完，只觉得甘冽甜美，神清气爽，就问这是什么茶，姐妹告诉他这是用金银花泡的茶。孙思邈从未听说过这种花，姐妹说："这种花初开如银，久则如金，故名金银花。"孙思邈悟到它的药性，于是在后来不少方剂

中都以此花为主药。

关于金银花的解毒功效也有个传说，宋徽宗时期苏州白云寺的和尚吃了山上采来的蘑菇，不久便腹痛流痰，恶吐昏死过去。其中一个中毒较轻的和尚想到有人用鸳鸯草治毒疮，就想一试，于是采来鸳鸯草煮汤，结果喝了汤的和尚都得救了，嫌汤苦涩不喝的和尚都一命呜呼了。所用的鸳鸯草就是金银花。

最后说说山楂这种大家特别熟悉的食物，山楂甘酸，性微温，能消食化积、行瘀血。传说一次杨贵妃病重，御医想方设法，用尽各种名贵药品，杨贵妃的病不但没好转，反而加重了，唐玄宗为此坐卧不安。有一个道士自荐能治好杨贵妃的病，他用红糖煎熬山楂，每次饭前让她吃四五十粒，半月后病就痊愈了。后来此方由宫中传入民间，就是冰糖葫芦的前身。

这几种原料组合到一起配制的茶不仅味道好，而且功效甚多，清凉泻火，健脾益胃。

◎菟丝子茶方——补肾助阳，明目延年

现代社会节奏加快，压力增大，上有老、下有小的中年人，尤其是男性，既是家里的顶梁柱，又是社会的中流砥柱，肩上的担子渐渐就把身体压成亚健康状态，去医院看病第一没时间，第二觉得没有多大必要，而且即便去了也没有多大改观。通常我会给他们推荐一种养生茶饮——菟丝子茶。

此方在清代汪希夷的《养生须知》中有所记载：菟丝子味辛甘，气平无毒，朝鲜多产，山东兖州产的药效更好。菟丝子无根有吸器，吸附在其他植物上蔓延生长，结籽，秋天时打下种子晒干，

可以作药用。用菟丝子烹茶汤，先把菟丝子洗净，暴晒干，放到锅里用小火炒到发黄，散发出香味就可以泡茶喝了。因为它甘辛、微温，禀性中和，既可补阳，又可益阴，且温而不燥、补而不滞，是肝、肾、脾保健的良药，能补肾助阳、补髓添精，可治疗肾虚阳痿、腰痛、步履艰难、四肢无力、性功能衰弱，由肝肾不足而导致的目暗不明、脾肾不足而导致溏泻的人都应该多喝这种茶。即便没有以上症状，我们平时也可以煮一点菟丝子茶喝，常喝能肥健肌肤，坚强筋骨，明目延年。

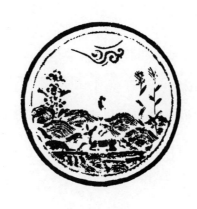

第六章

辟谷排毒，激发生命潜力

一、想成仙为什么要辟谷

在本书的第一章里，简单地介绍了辟谷的概念和方法。那么道家为什么提倡辟谷呢？

《大戴礼记·易本命》以及《淮南子》中都讲到"食肉者勇敢而悍，食谷者智慧而巧，食气者神明而寿，不食者不死而神"。

这可能是辟谷术最早的理论根据。晋代的道家、医学家葛洪在其著作《抱朴子·内篇》中称："欲得长生，肠中当清；欲得不死，肠中无滓。"意思是说如果希望益寿延年的话，就要肠胃中清洁，没有粪便残渣。辟谷术专著《庄周气诀解》中也有一段话："其天下之人，不达其要者，但以味适口充腹饱胃，以养其性命，恐隔滋味而已；然其脏腑，长欲蒸心乱神，反资百疾，以至夭殂。"说明不懂得饮食养生的人过多地摄取食物，不但无益，反而有害，甚至引起早亡。

道家认为，唯有辟谷才能使腹内无滓浊，唯有腹内无滓浊的人才能入道。所以学仙，往往从辟谷食气入手。

春秋战国至秦汉时期，随着社会进步和生产力的发展，人们的物质生活水平得到提高，特别是一些社会上层人物，开始追求衣食住行方面的享受，喜欢吃那些膏粱厚味的食品，并纵酒为乐，损害健康。针对这种时弊，人们受道家返璞归真思想的影响，称那些肥甘厚味食物为"烂肠之食"，而转向天然的植物类食品，并提出辟谷的理论，在当时的历史条件下，应该说是有一定的积极意义。

所以，道家食气是为了"神明而寿"，辟谷是为了"不死而神"，也就是为了升仙。

在世界其他宗教里，佛教、伊斯兰教等也都有饿斋、戒斋之类的名目，但是与我国古代道家的辟谷在目的、方法和要求上都不尽相同。

二、辟谷的三大作用

◎夺自然之气，提高抗病能力

由于辟谷切断了人体大部分的养料来源，在一段时间以后身体就处于营养匮乏的状态。这种匮乏不是绝对意义上的不足，因为人体其实存储了很多营养以备不时之需。比如我们身体里的脂肪，它们不止起到保温、缓解外部压力等作用，还是人体的粮仓，在得不到足够养料补充的时候可以满足人体的需求。除了脂肪，人体的很多器官也有类似的作用，平时积攒些养料，在缺乏食物的时候释放出来，让我们能在饥饿寒冷的状态下得以生存。

虽然人体有这些以策万全的功能，但是当食物缺失一段时间后细胞还是会很饿，而辟谷的人就是想借着身体这种饥饿的状态达到夺气的目的。

中国有"天人合一""天人相应"等说法，人与自然是相通的，吃东西就是与自然界进行沟通的方式之一，而除了食物，自然界的"气"也可以作为能量的一种来源为人体所接受。当食物不够时，我们可以借由宇宙之气来与自然界进行能量交换，从而达到天人合一的目的。

庄子笔下的姑射山上的神人就"不食五谷，吸风饮露，乘云气，御飞龙，而游乎四海之外"，所以说适当的辟谷能借能量不足之机来夺取自然之气，从而激发人体的潜能，增强抵抗疾病的能力。虽然"乘云御龙"只是天马行空的想象，但辟谷夺气抗病的作用还是值得肯定的。

◎排出体内毒素

俗话说，病从口入，很多疾病都是吃出来的。为什么这么说呢？

食物进入人体后，要经过消化系统消化、吸收，成为各种养分，提供生命运动中所需要的能量和原材料。这种消化、吸收直至排泄废物的过程是比较长的，越是难消化的食品在体内滞留的时间就越长。食物在人体内滞留的过程中，会产生各种化学变化，产生各种毒素。这些毒素不能够或来不及完全排出，不可避免地会被人体吸收。尽管可能产生的毒素不是很多，但日积月累，终会使人出现慢性中毒的症状。这就是某些疑难疾病发生的根源。苏联病理学家梅尼基可夫论证了"自身中毒"学说，并因此获得了诺贝尔医学奖。他的理论是："大肠中粪便积聚，因而产生腐败细菌，形成有害物质，引起自身食物慢性中毒，于是发生疾病与衰老。"

而辟谷是净化身体比较积极的方法，人体在饥饿时能动用身体多余的脂肪、糖等物质，有利于减少多余的脂肪、胆固醇和糖等，减轻心、肺、肝、肾和肠胃等器官的负担。而且在辟谷时人们会多喝水和吃一些辅助的食品，这也有利于机体的净化。实际上，在辟谷数日后，辟谷者往往仍有大便排出，也就说明存积在身体里的废物其实很多，辟谷也就是给身体来了一次大清扫。

◎开发大脑潜能，启智开慧

有个词叫"脑满肠肥"，而大腹便便的人也往往给人以笨拙的印象。过度肥胖对人的危害古人早有认识，并分析其病因病机。《素问》指出："脾肾气虚，运化输布失司，清浊相混，不化精血，膏脂痰浊内蓄，而致肥胖。""肥贵人，则高粱之疾也。"《灵枢·逆顺肥瘦篇》说："此肥人也……其为人也，贪于取与。"《肥篡》则指出："谷气胜元气，其人肥而不寿；元气胜谷气，其人瘦而寿。"后世医家受到启发，认识到过食甘美脂酪之人，膏粱厚味超过脾胃的运化功能，则聚而为痰湿，壅塞于组织和皮下，继而渐趋肥胖。这说明古人认识到肥胖症是一种营养过剩的疾病。

在医学水平不断提高的今天，人们对摄食过度、肥胖的危害有了更深、更细的认识。统计表明，患同样疾病的人，肥胖者死亡率明显更高，如糖尿病、胆石症、肝硬化等患者，肥胖者比体重正常者的死亡率高3倍以上。

除了健康，肥胖还会影响人的智力。脂肪堆积在血管壁，会使血管变硬变厚，影响身体的灵活度，堆积在皮下，也会使人笨拙。脂肪释放出的激素还会刺激脑细胞，导致脑功能衰退。

所以，辟谷能清除掉多余的脂肪，辟谷过程中的清心寡欲的境界也能让人心情愉悦，神清气爽，从而达到开发智力、延缓衰老的作用。

三、风靡世界的断食风

除了中国的道教，在世界其他国家的一些宗教以及人们的习俗中也有禁食的说法。而且，禁食与健康的关系，越来越受到现代医学的重视。

在一些欧美国家中，禁食之风也是小有流行。这与一些研究人员的研究结果有关。

从20世纪70年代开始，专家们就发现，摩门教教徒患心脏病的概率比一般美国人低。进一步研究后又得出了每月至少禁食一天的人，患心脏病的概率比不禁食的人低40%的结论。专家霍恩在该教教徒集中的盐湖城进行进一步的分析发现，其教规中有每月禁食一天的规定。霍恩认为，正是这条规定对减少心脏病的发生起了很大的作用。

于是欧美各国很快刮起一股断食风，而在日本就更为流行。一些人每隔一些日子便断食一段时间，有的不吃晚饭，有的几天不吃食物，停食期间只喝矿泉水或纯净水。

这种做法在中国当然更容易被接受。很多中国人认为，断食疗法与中国古代的辟谷术如出一辙，是古代养生智慧与现代医学发现的完美结合，完全值得推崇。然而，仅靠每月禁食一天，真的就能将心脏病的发病率降低40%？

根据国内专家的研究考证，通过禁食能降低心血管疾病发病率的说法尚无医学依据证实。每月禁食一天就能降低心脏病发病率40%，可能性不大。

有一位志愿者在媒体的监督下做过禁食体验。记者找到了禁食过程中留下的检验结果，显示其在禁食期间最低血糖为2.0毫摩尔/升（正常值为3.89~6.1毫摩尔/升），血钾为2.14毫摩尔/升（正常值为3.6~5.4毫摩尔/升），肝功能、肾功能多项指标也出现异常。

因此，体质衰弱、重要脏器（如心、脑、肝、肾）有损伤者不宜采用断食疗法。

国内一些女性也热衷周末断食。每到周六，她们的食谱就只有一杯白开水，最多喝点蔬果汁，绝对不吃固体食物，以达到清肠胃、排毒的效果。排毒成为人们断食的又一个理由，古老的辟谷术似乎又在摩登女郎的身上焕发了生命力。

据了解，周末断食法是由日本传入，目前在白领圈子里受到追捧，但实践者主要是女性。

断食与传统的辟谷看上去有几分相似。那么，断食者的体内究竟会发生什么样的变化，定期断食真的能够排毒防病吗？

断食疗法或者极低热量饮食如果实施不当会对身体健康造成损害。事实上，不少人因断食或者极低热量饮食而缺水、休克，或者导致急性肾衰竭，严重者还会导致猝死。因此，不要轻率尝试。

不管是断食排毒的信奉者，还是通过断食预防心脏病的实践者，都把中国古代的辟谷术作为自己重要的理论依据，认为自己的断食主张与古老的辟谷术一脉相承，是对先贤养生智慧的现代实践。

事实上，以限制五谷进食为主要特点的辟谷术有其自身的独特理论、规则与方法，绝非简单断食。

前文已述，辟谷术是一种修炼方法，有其专业性。无论是服药辟谷还是服气辟谷都不是简单的绝食，要附以引导吐纳，或者要吃一些药饵。

要掌握正确的辟谷方法，不是绝食，更多的是一种限食，是特殊饮食。

四、服气辟谷与服药辟谷

◎辟谷不是简单的绝食

古今中外的宗教几乎都利用医药来传教，而我国古代的许多著名医药家如葛洪、陶弘景、孙思邈等，其本人就是道教的代表人物。至于受道家思想影响的古代医家那就难以计数了，从这个角度看，医道的关系又是比较密切的。

虽然道家与我国古代医学渊源极深，但我国医家对辟谷一直没有明确的肯定。医家历来认为，人的身体赖天之五气和地之五味以生存，所以除了某些疾病必须禁食断谷以外，原则上是不赞成像道家那样辟谷的。如《周礼·医师章》就已指出："以五味、五谷、五药养其病。"《素问·脏气法时论》更具体地说："毒药攻邪，五谷为养，五果为助，五畜为益，五菜为充，气味合而服之，以补精益气。"这里明白地指出，药物的作用是攻邪治病的，而补益精气必须依靠日常的五谷等饮食。

辟谷最初的作用是让修炼者成仙，历史上医家并没有肯定辟谷对于治病的作用。虽然如此，在历史实践中，方法得当的辟谷也能起到祛病延年的功效。

既然进食对人体的危害主要来自毒素沉积、营养过剩、消化负担等几个方面，那么辟谷可以清肠清胃、消耗冗积，能够对身体健康起到积极的正面作用。

正确认识这一点十分重要，就是辟谷可以作为一种治疗手段强身健体，但不可以作为一种修炼手段而长生不死。

辟谷可以轻身，历史虽多有记载，但也多夸张之辞，还需辩证接受。

《宋史》中的《卓行列传·刘庭式传》说："庭式后监太平观，老于庐山，绝粒不食，目奕奕有紫光，步上下峻坂如飞，以高寿终。"这里，"不食"也是指"不食谷"；"步下峻坂如飞"，那只是夸张地形容其足膝轻健，译成现代文就是下陡坡健步如飞。不过这一点即使现在的山区老人，能做到的也不乏其人。再试想辟谷者以干鲜果（如枣、粟等）、油料（如芝麻、黑豆等）、营养物质（如白蜜等）、其他补益类药物（如人参、枸杞子等）以及酒浆等代替谷食，外加隐居在空气清新、环境幽静的山区，旦夕坚持练习导引、行气、按摩等传统健身术，这样自然能以高寿终，还能却病延年、轻年健足。

辟谷不是简单的绝食，错误认识会导致人误入歧途。

人体具有自组织的功能。在一定条件下机体的生化反应会随着环境的变化自动调节，其中能量的调节是非常重要的一部分。人体的热能主要贮藏在脂肪组织中，一旦绝谷不食，身体内部就会自动调整，最初消耗的热量较多，慢慢地就会调动其他平时不用的热能来补充日常的消耗。随着绝谷时间的增加，新陈代谢自动放慢，血压降低，脉搏变慢，体温下降，热能消耗减低到极限，此时如还不进食，甚至不饮水的话，全身脂肪、热能耗光，肌肉和器官内的蛋白质消耗到一半时，心壁的肌肉将脆化，有破裂的可能。同时，由于长期缺乏营养物质，体质衰弱，抵抗力降低而易引起其他并发症，甚至会危及生命。

过去在修炼服气辟谷功法时，道士特别强调要添加辅助食品，如茯苓、大枣、核桃、胡麻、黄精等，把这些药品通过中药学的制剂方法，经过九蒸九晒，制成水丸，或加蜜制成蜜丸，或煎制成膏剂，或再配成复方制成茯苓膏、胡麻饭、太清金液膏等，随时服用。透过这些方剂的记载，可以看出道教辟谷法只是不吃五谷杂粮，而食用高蛋白、高油脂类的药品来补养气血，充实生命元素。所以，道士们修炼辟谷功法，如果不以饮水、服药为辅助，是不可能生存下来的。

总之，对于传统的养生思想不可以迷信夸大，应当以实证的眼光进行检验，从而充分发挥它们的优势和精髓，去除其糟粕，以免造成不良的影响。迷信辟谷可以维持生命是不可取的。葛洪曾经说："断谷……不能独令人长生也！"辟谷还有诸多条件，是古代一般民众难以做到的，无论是在经济、时间还是适应繁重的体力劳动等方面都无法做到。

何况辟谷还有许多禁忌，连说话都不可以大声，如《抱朴子·内篇·杂应篇》说："有冯生者，但单吞气、断谷，已三年，观其步涉登山，担一斛许重，终日不倦。又时时引弓，而略不言语；言又不肯大声。问之，云：'断谷，亡精、费气最大忌也。'"引弓是古代传统导引中的一个术式，即挽弓法，这里泛指导行气。试想平日尽量不说话，非说话不可时也不可大声，这岂是常人所能做到的。

◎辟谷时可以服气

服气，又叫食气。较早见于《黄帝内经·素问·阴阳应象大论》："精食气，形食味。"《素问·六节脏象论》则说："天食人以五气，地食人以五味。"食，此处音义均同"饲"。食气即行气，也叫吐纳术、吐纳之道、呼吸之功、吞吐之术以及气法、气术、气功，名字虽各式各样，但实际内容是万变不离其宗的。其中"气功"一词出现稍晚，始见于晋代许逊的《净明宗教录》一书中，实即"行气之功"的意思。

服气之法虽然各有门派路径，但概括起来无非是两大类型，一是服内气，二是服外气。

所谓服内气，实际上就是通过一定的意念导引，激发内气运转，以增强内脏功能。所以，行气这一称谓有时又特指服内气。一般的方法是在夜半之后或者是五更以后，等到谷气消尽、心神安静之时即忘情闭气，将心念贯注于下丹田气海之中，寂然不动；咽气三两次便闭气，仿佛将心"送入"丹田，渐渐感觉丹田内有声音鸣响，即将心念移入气海。坚持一会儿，即开口徐徐吐气，又闭口咽气。如此反复二三十次，即感冥心忘情，消息万虑。久而久之，感觉口中津液甘香，这就是内气运行的气象。

与服内气相对应的是服外气。这里所讲的外气，是指身体以外的自然之气。当然自然之气也不是随意可服的，因为自然之气有的对人身体健康有利，有的对人身体健康有害。道教服外气是服对人体有利的气，又叫生气；而那些对人有害的气即死气，是不可服的。道教服外气对周围环境是有严格要求的，必须选择适宜的时辰、场合等。不过在实际炼养过程中，往往将服内气与服外气结合起来，达到内外沟通、天人感应的效果。

除了内外气，我们也常常会在道家的一些书上看到"胎息"的字眼。胎息是指如婴儿在母胎中的呼吸一样，主观上不用口鼻呼吸，而体会呼吸似在脐部进行，其动作类似于我们日常所说的腹式呼吸。胎息所服之气主要为内气。《太清调气经》说："胎息者，如婴儿在母腹中十个月，不食而能长养成就，骨细筋柔，握固守一。"道教认为，进入不用口鼻呼吸而真气在体内运行，返回到婴儿在母胎中的胎息状态时，就能返本归元，长生不死。所以，道教认为，胎息是服气进入较高阶段，修道达到较高境界的标志之一。

历代道士中有不少人通过服气炼养，积累了丰富的经验，取得了明显的延年益寿的效果。如唐代高道司马承祯著有著名的《服气精义论》和《导引论》，其摸索出的一套服气方法给后世很大的启迪。他认为："凡服气，皆取天景明澄之时为好。若恒风雨晦雾之时，皆不可引吸外气。但入密室，闭服内气，加以诸药也。"他对服气的论述很多，方法简单易行，并将服气术总结为五个步骤、七个阶段，十分简洁明了。

导引又称道引，就是用意念以自力引导肢体运动，以使内气顺畅、气血平和，达到强身健体的目的。导引属道教方术中的动功范畴，但又与现代纯粹肢体运动的体操等体育锻炼方法有根本的不同，因为它在肢体运动的同时，必须伴有行气、存思守一等做法，所以道教典籍往往将导引与服气一并论述。《云笈七签》卷三十六《云鉴导引法》说："导引之道，务于祥和，俯仰安徐，屈伸有节。"即是说，导引之时，首先精神必须祥和，身体俯仰要不徐不疾，肢体伸曲必须有节奏和节制。

在国外，有的科学家提出吃"空气"。其依据是空气中含有氮，而氮是蛋白质的主要成分，人体胃中固氮细菌能把空气中的氮固定下来，使氮变成硝酸盐，然后变成蛋白质。

不知国外的科学家的想法在实践中是否取得进展。但可以说，利用意识、呼吸等功法，在"气"字上下功夫，充分发挥自身的潜能，使体内各系统生理功能趋向协调，是很多人共同的想法。

然而，只有在中国长期历史文化的充分积累下，服气的理论体系与实践经验才足以让人信服。

◎辟谷时可以服药饵

《孙思邈传》中说："王者乃命宾僚设酒馔、妓乐以宴，思邈辞以辟谷服气，惟饮酒尔。"再如潘师正"但服松叶饮水而已"；陈抟隐居武当山后，"服气辟谷历二十余年，但日饮酒数杯"。

这些历史记载，说明了辟谷期间可以不戒酒类。其实，不仅仅是酒类，诸如干果、鲜果及营养性食物芝麻、黑豆等，均在不忌之列。

不但果类可吃，豆类和油料作物一经入药也可随时享用；而五谷虽然是严格禁止入口，但一旦酿成酒类，也就成为道家良药，可以饮用。

辟谷可以少食或食用特殊食物。《淮南子·人间》称：春秋时鲁国人单豹避世尘居深山，"不衣丝麻，不食五谷，行年七十，犹有童子之颜色"。这可能是史籍所载最早的辟谷实践，书中只是说他不食五谷，并不代表他不吃其他东西。又如古书中记载道门名士于章在辟谷时"饵黄精、茯苓、山地黄"，可见他是用药食来代替五谷。

古人称辟谷为"一食为适，再食为增，三食为下，四食为肠张，五食饥大起，六食人凶恶，百疾从此而生"，并强调"全不食亦凶，肠胃不通"。也就是说，辟谷过程中只是减少进食，并不是不食，否则也不是什么好事，会有损健康。可见辟谷并不是什么都不吃，而是慢慢节食，少食；或者不吃日常的五谷食物，只吃一些具有滋补作用的食物。

辟谷应该是一种限食或者特殊进食。为什么叫特殊进食？因为作为道家的一种养生方法，辟谷通常要配合其他的修炼手段。也就是前面提到的服气辟谷与服药辟谷的说法。

服气与服药本身又都是道家服食的修炼范畴。可见，服食，特别是服药与服气，与辟谷之间有不可分割的联系，是一个修炼课程下的不同章节。

本书第一章中已经讲到，服食的药和饵有严格的区别。药是金石或者草木药材，饵是专门为服食而准备的一些食物。我们重点来讲讲服饵。

秦以后，有关辟谷食饵和辟谷食饵方的描述与记载散见于各代中医学著作中，第一部中药学专著《神农本草经》即开创了有关辟谷食饵养生的先河，特别是道教的兴起更加推动了辟谷术的发展，认为人体可以通过辟谷达到不饥轻身、益寿延年的目的，并创立独特的道教服食术。有关道教服食方，在长达2000多年的历史长河中屡见于各种史籍。

《神农本草经》中就记载有山药、蜂蜜、茯苓、莲子、芡实、苍（白）术、天门冬、麦门冬、泽泻等代替谷食的药物。实际上山药、蜂蜜等既是药品，也是营养丰富的食品，可以代替谷物为人体提供营养。后世的一些辟谷术中，也有用大豆、大枣、胡麻（芝麻）、栗子、酥油、茯苓、黄精、天门冬、白术、人参、蜂蜜等配伍，制成丸膏，以代替谷食的方法。还有用含丰富植物油的松子仁、柏子仁、火麻仁等，再加入麦门冬、地黄、茯苓、山药、黄芪、人参等富含营养物质的中药，制成营养高、耐消化、质地较硬的食物，以供食用；以及服用一些流质的胡麻汤、酥汤等。

在服药辟谷中使用的各种食饵，其功效大致可以分为四类。

第一类：滋阴厚味。用药饵来替代正常进食的谷物，首要保证生命机体的基本需求，必须以味厚之品来充实、滋润脏腑。比如常用的食饵有胡麻、麻仁、杏仁、松仁、柏子仁、胡桃仁、大枣、黄精、天门冬、麦门冬、蜂蜜、柿饼、黑大豆、糯米、莲子、芡实等，都富含脂类和蛋白质，可以滋润五脏，化生精血。

第二类：补中益气。在服食厚味基础上，补气十分必要，使"气味兼致而脏腑全"。所以补中益气的药饵在辟谷食饵方中也十分常见，常用的有山药、茯苓、苍（白）术、人参、黄芪、莲子、芡实等。

第三类：固胃止饥。如麻仁、松仁、柏子仁、杏仁、芝麻、胡桃仁、黑豆等。还有一些质地比较坚硬的物品，如松脂、柏脂、蜜蜡、赤石脂等，对于克服饥饿也是很有帮助的。

第四类：通阳利浊。最早的辟谷专著——马王堆出土的帛书《却谷食气篇》的首句就是"辟谷者，食石苇"，石苇具有利水通淋的功效。此类辟谷药饵还有泽泻、菖蒲、商陆、黑豆、茯苓等。

从营养学角度来看，保持体重最基本的措施是保持健康的生活方式、适量运动及良好的心态。在辟谷修炼中，也要合理进食。古代方剂的要求繁复，配制复杂，也许不能完全照搬，但我们在辟谷的时候可以喝一些蔬果汁、矿泉水、蜂蜜水，吃一些水果等，维持最基本的生命健康的需要。

五、服药辟谷可以喝的食物有很多

狭义的服药辟谷，是指在辟谷期间服食一些药饵。与因循吐纳自炼内气的服气辟谷相比，在辟谷期间进食一些固体、液体物质，都可以划为服药辟谷的范畴。所以，广义的服药辟谷包括服水、服符、服药等修炼方法。

服符的方法迷信色彩较重，这里不介绍。大家了解一下服水的方法就可以了。

服水是指在辟谷期间利用外界或者自身的一些液体物质，达到修炼的目的。服水所用的水，包括水、津、酒、茶四类。

◎水

唐高道司马承祯《修真精义论》中说："夫水者，元气之津，潜阳之润也。有形之类，莫不资焉。故水为气母，水洁则气清；气为形本，气和则形泰。唯身之荣卫，自有内液，而腹之脏腑，亦假外滋，既可以通腹胃，益津气。"由此可见，水在中国人的意识里是清洁之物，既是万物得以化生之母，又是人体津液的来源，是生命的根本。

水，在道教中通常指可饮用的井华水、香水、符水、咒水等。

井华水：指清晨最先汲取的井泉水。汲取后须先搅动数十次，去掉浮在上面的白色泡沫，待沉淀后方可饮用。这样澄清的井华水味甘，性平，有安神镇心、清热助阴、除口臭的功能。

香水：指供奉在神灵香案上的圣水，或放有香灰的沉淀后的水。

符水：一指符文篆纸烧成灰后，用清水兑一下，沉淀后的水；二指把符篆纸放在水中，煮沸，或用适量中药煮沸后的水。道教徒认为这样的水具有禳邪、祛灾的效力。

咒水：即行过咒语的水。认为它和符水一样，具有特殊的效力。

服水法由来已久，晋葛洪《肘后备急方》卷四记载有服水的"治卒绝粮失食饥惫欲死方"。《普济方》中说："凡修行家忽到深山无人之地，或堕涧谷深井之中无食者，便应咽津饮水服气代之。"服水辟谷历史悠久，直到现在，很多辟谷者还都在沿用。

◎液

服液在隋唐时期盛行于道教上清派，主要指服四极云牙、服食五牙等法。

"牙"指牙齿（又作芽，指生发之萌），"五"指自然界东、西、南、北、中五个方位。道教把这五个方位与自身五脏、五官相联系，认为"东方青色，入通于肝，开窍于目，在形为脉"，"南方赤色，入通于心，开窍于舌，在形为血"，"中央黄色，入通于脾，开窍于口，在形为肉"，"西方白色，入通于肺，开窍于鼻，在形为皮"，"北方黑色，入通于肾，开窍于耳，在形为骨"（《服气精义论》）。因此，每日清晨，面对五方，吸引朝气，纳入腹内，再用舌头搅动口腔上下、牙齿内外面，两面颊频频鼓漱，使津液满口，再缓缓咽下。这种餐漱津液法是"虚映之道，自然之功"，是在天人合一的思想指导下"远取天地之精，近取诸身"的实践行为。

服食五牙法又称鼓漱功、服食玉泉法。唐孙思邈《千金方·养性序》讲："人当朝朝服食玉泉，琢齿使人丁壮，有颜色，去浊浊而坚齿。玉泉者，口中唾也，朝旦未起，早漱津，令满口，乃吞之。"又有隋巢元方《养生方》中讲："咽之三过乃止，补养虚劳，令人强壮。"还能"治口苦干燥"，可见此法在唐以前已有流行。

◎酒

道教认为酒是"五谷之华，味之至也"。酒有养生祛病的功效，但喝多了会损性伤命。唐代道教戒律中告诫曰："学士及百姓子，不能饮酒失养性。"学道之人，"不可惑于酒恶"。这是指修道之人不可耽酒、酗酒，以酒伤身，因酒败性。而在养性中，减酒节行，调和气性，服气时，每日空腹喝两盏酒，则是很好的事。

魏晋时期，士大夫阶层盛行服食灵飞散、五石散；唐初又盛行温酒调服四扇散、青云子返童散、枸杞散、地髓散等，都是借助酒力以助气，以发散药效，通达精血脉络。因此，道教养生提倡节制饮酒，并非绝对禁酒。

道教所饮酒类，注重药酒的配制。《药酒序》曰："夫酒者，谷蘖之精，和养神气。性惟慓悍，功甚变通。能宣利胃肠，善守引药势。今则兼之名草，成彼香醪，莫不采自仙方，备守药品，痾恙必涤，效验可凭。"盛行唐代的有地黄酒、黄精酒、枸杞酒、菊花酒、菖蒲酒、松叶酒、松脂酒、柏叶酒、桃仁酒、杏仁酒、神仙乌麻酒、三石酒等，均具有轻身明目、延年益寿、补气血、壮筋骨等作用。既然酒有这些功效，那么在辟谷的时候喝一些也就没问题了。

◎茶

药茶，即以草药代茶饮用，或草药与茶共同制成饮剂食用，始出于山居道士所创。陶弘景在《杂录》中说："苦茶，轻身换骨，昔丹丘子、黄山君服之。"隋唐时期，嵩山道士、王屋山隐居修道者王远知、潘师正、司马承祯等均自制松叶茶、柏叶茶、甘菊茶、杏仁茶、桃仁茶等代饮服用。制作方法较简单。如甘菊茶，可明目清肝、治虚劳、醒脑，制作时取黄花紫茎的菊花全草，洗浮、阴干、捣末即可，一般5月采茎，9月采花。又如薄荷茶，可祛邪气，通鼻塞，止头痛，去烦躁等。萝蘑叶茶可除风治头痛。石楠芽茶可补虚治风。槐芽茶可治疗肠风下血、大便干燥、痔疮等症。

唐朝人讲究茶效、茶情、茶趣、茶品。《茶经》说："茶之为用，味至寒，为饮最宜。精行俭德之人，若热渴、凝闷、脑疼、目涩、四肢烦、百节不舒，聊四五啜，与醍醐、甘露抗衡也。"而道士们所创的品目繁多、治疗广泛的药茶，更有胜过茶茗的功效。

刘贞亮认为茶有"十德"：能散郁气、驱睡气、养生气、除病气、利礼仁、表敬意、尝滋味、养身体、可行道、可雅志。道门药茶更能"滋饭蔬之精素，攻肉食之膻腻"，凝神志，恬心气，益寿延年。

但是辟谷饮茶则需要注意不宜喝浓涩的茶，因为辟谷时本已消耗了大量的热量，体内的脂肪等也在被分解利用，老百姓都知道茶有涩肠去油的作用，所以这个时候喝浓茶对胃肠乃至身体都有负面的作用。对体质虚弱的人来说，辟谷时不能饮茶。

其实水、液、酒、茶都是一脉相通的液体，它们之间有着不可分割的联系，饮水、饮酒、饮茶乃至饮粥，都很难讲是服水还是服药，但根据自身的特点，在辟谷的时候适当饮用符合身体需要的东西都是可以的。

六、辟谷的过程

辟谷是有一定的程序、时间的，服气、服食的方法也多有不同，总体来说各个细节都不是固定不变的，要根据自身的特点和反应而定。

辟谷刚开始的时候不用一步到位，可以先饮用一些用新鲜小米熬成的稀粥汤，这有利于引导浊气下降，清理肠胃，缓解辟谷厌食反应和气冲病灶的反应。所谓气冲病灶简单来说就是气触动了身体病灶而产生的反应，比如说疼痛、恶心、气促、心悸等。辟谷的时候要饮水，饮水不但是维持生命的需要，也有利于净化机体。一般喝白开水就可以，有条件的还可以喝新鲜的矿泉水或专供饮用的钙离子水。碱性的水能中和体内的酸性物质，对健康有好处。辟谷期间忌饮浓茶，一般认为茶会刮油，使胃肠发干，但一些花草药茶是可以喝的。

辟谷一段时间后还是会有大便排出，还可能出现一次排出三段较大粪便的情况，传统称为"大肠内镇粪三个去全"，乃"食阴去完"的辟谷现象，标志着修炼将进入一个新的层次。

辟谷的时候要食气，现在城市的空气污浊，不利于人体与自然界的气交换。所以有条件的最好找山林、水边等自然条件好、空气清新、风景优美的地方，这能大大提高辟谷的功效。实在没办法实现，也要注意辟谷的环境选择。

如果辟谷过程中有气冲病灶的反应发生，但只要是精神体力强健、病症反应不大时不用太担心，反应往往会在数日内自行缓解，病症也会相应减轻。辟谷时可以正常生活，学习、工作等不会受到影响。

辟谷的过程还会伴随心情而转变。辟谷者会越发心情愉悦，精力充沛，还会觉得身体轻盈，腿脚灵便。虽然如此，还是要注意不能过度劳累耗神，以免伤身。辟谷时尤其要戒断性欲，保护身心。

辟谷的时间没有特定的要求，有的人长一点，有的人短一点。当出现饥饿感想吃东西时就可以恢复饮食了。恢复的时候也要由少到多，由软到硬，由稀到稠，由素到荤。复食第一周内忌食一切荤腥厚味，以巩固辟谷的效果。

七、辟谷养生，先辨明自己的身体状况

由于辟谷修炼的复杂性、专业性以及食物在日常营养健康中的重要性，因此进行辟谷修炼具有一定的风险。

患有下列疾病的人，因发生猝死及并发症的概率大，在进行辟谷或断食疗法的时候一定要注意。

心脏病患者，更容易因心律不齐发生猝死。

胆囊疾病患者，容易加重结石及胆囊炎的发生。

肾病患者，由于无法维持电解质平衡，更容易因心律不齐而发生猝死。脱水或饮水太多，都容易发生危险。

癌症患者，容易使病情恶化甚至猝死。

感染性疾病患者，容易出现抵抗力低下，致使疾病恶化的

现象。

有酒瘾者，因本身可能已经患肝病，加上营养不良，故容易发生危险。

糖尿病患者，可能因糖分代谢异常及潜伏心脏病而发生猝死。

同时，不同的辟谷修炼方法对不同的人群有不同的效果，具有一定的针对性。

总之，在进行辟谷前一定要清楚自己的身体状况、体质属性，以及要采取的最有效、风险最小的辟谷方法。

在选择辟谷的时候，一般人可以辅助吃些符合自己体质的东西，避免在实践这种养生方法的时候对身体产生负面的影响。